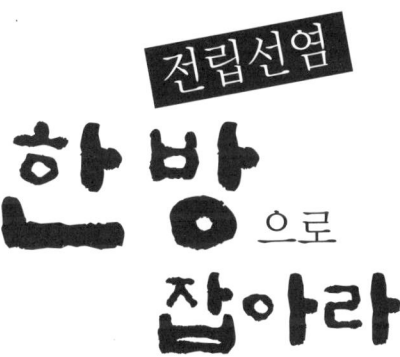

전립선염
한방으로 잡아라

한의학 박사 최 유 행 지음

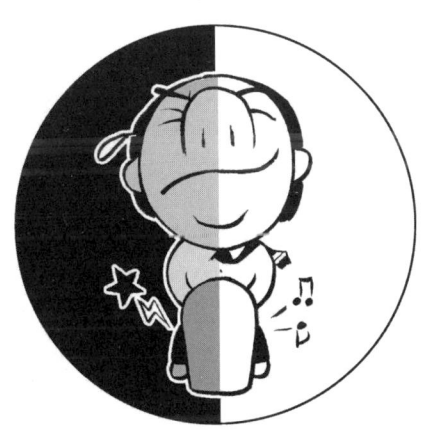

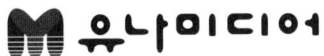

전립선염
한방으로 잡아라

지 은 이	최유행
초판 1쇄	2007년 09월 05일
초판 3쇄	2016년 02월 25일
펴 낸 이	최두삼
펴 낸 곳	유나미디어
주 소	100-193 서울특별시 중구 을지로 3가 315-4 을지빌딩 본관 602호
대표전화	(02)2276-0592
F A X	(02)2276-0598
E-mail	younamedia@hanmail.net
출판등록	1999년 4월 6일 제2-27902

ISBN 978-89-90146-09-0

값 8,000원

〈잘못된 책은 바꾸어 드립니다.〉

전립선염

한방으로 잡아라

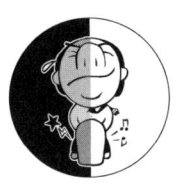

차례

책 머리에   8
전립선염이 완치되는 그 날까지

전립선염 체크 리스트   10

제1장 전립선염이란?   13
전립선이란?   14
한의학에서 보는 전립선염   16
현대 의학에서 보는 전립선염   19
건강의 신호등, 소변   22
남자의 샘, 전립선   25
전립선 증후군의 신호, 소변   27
도대체 제가 왜 걸린 거죠?   29
전립선염을 예방하는 생활 패턴   33

제2장 전립선염의 특징과 관련 질환					35
  전립선염은 꾀병이 아니다					36
  피곤해 죽겠어요!					39
  나 우울한 거 맞죠?					42
  굿 섹스, 배드 라이프					45
  간을 통해 본 전립선염					47
  신장, 방광을 통해 본 전립선염					51
  전립선염의 양방 진단과 치료					54
  전립선 비대증과 전립선염의 차이					57
  전립선염의 시작, 비임균성 요도염					61
  공포의 암, 전립선암					65
  전립선염이 맞긴 맞는 거요?					68

제3장 치료와 예방					71
  희망, 가장 좋은 전립선염 치료제					72
  튜나 요법이 미워요!					75

건전한 성생활은 예방의 기본	77
면역력 강화 프로젝트	79
스트레스를 피하라	82
치료 의학 vs 치유 의학	85
내 몸 속의 병원, 면역력	88
생활이 치료다	91
전립선염 환자들에게 좋은 음식, 나쁜 음식	95
모든 병은 마음에서 오고 마음으로 고친다	100
환자는 의사의 스승?	105

제4장 전립선염과 한의학 109

전립선염에 대한 한의학적 치료	110
앤드류 와일과 〈자연 치유〉, 하버드(Harvard)를 넘어서!	114
전립선염 치료의 꽃, 시원쾌통탕	117
시원한 부항(附缸)요법	122

쾌통(快痛)한 전침(電針)요법	124
양방으로 공격, 한방으로 방어	128
전립선에 도움이 되는 한방차	131
소변보는 즐거움	134

 제5장 **치료 사례**   137

고개 숙인 윤 기자	138
소변 때문에 직장을 그만두었다고?	140
무기력한 소방관	143
나쁜 항생제 1	145
나쁜 항생제 2	147
전립선염과 운전은 상극	149
10년 동안의 치료	151

제6장 **최유행 원장과 함께 하는 Q&A**   153

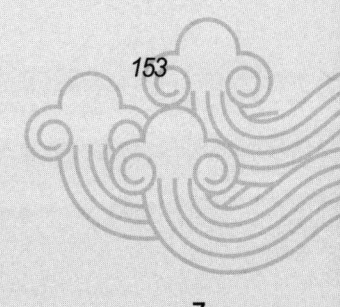

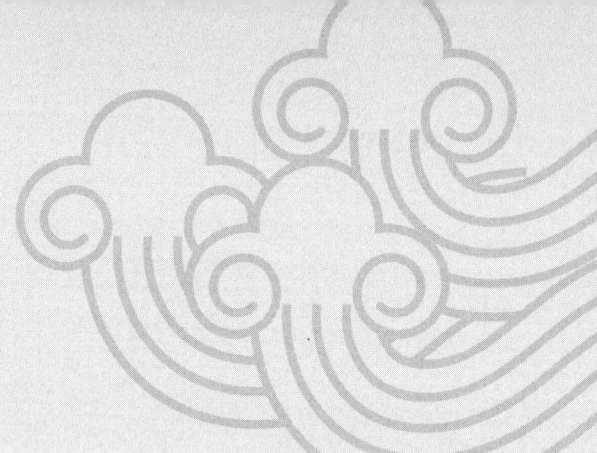

책 머리에

전립선염이 완치되는 그 날까지

  필자는 대학 시절부터 침구학 수업에 관심이 많았다. 아마도 어린 시절 동네 한의원에서 침 치료를 자주 받았던 것이 인연이 되었던 것 같다. 그래서 대학원에서는 침구학으로 석사와 박사 학위를 받았고 대학 병원에서도 침구과 인턴, 레지던트 수련 과정을 마쳤다.

  그 뒤, 당뇨 전문 한의원에서 진료 과장으로 근무하면서 당뇨병에 관해 연구할 시간을 갖게 되었고 진료를 하면서 많은 환자들이 성기능 장애로 고생을 한다는 사실을 알게 되었다.

  당뇨병 환자 가운데 전립선염을 앓고 있는 분들이 많았다. 이 환자들에게 당뇨 치료와 전립선염 치료를 동시에 시행한 결과 그 치료율이 상당히 높아진다는 사실을 알게 되었고 이를 계기로 전립선염이라는 질환에 대해 많은 관심을 가지게 되었다.

  전립선염을 치료하는 동안 환자의 비뇨생식기계 면역력이 향상되지 않으면 그 증상들이 크게 호전되지 않는다는 사실을 알게 되었다. 특히 90% 이상을 차지하는 만성 비세균성 전립선염 환자에게 있어서는 이런 면이 더욱 더 확연히 나타났다.

보통, 사람들은 침을 발목을 겹질렸을 때나 허리나 목이 아플 때 치료하는 수단으로 생각하는 것 같다. 하지만 근육이나 골격에 나타나는 통증 질환 이외에도 침으로 다스릴 수 있는 질환이 상당히 많다. 전립선염 치료에 있어서도 예외는 아니다. 향후 전립선염을 치료하는데 있어 약물, 침구요법 이외에도 다양한 치료방법들이 연구·개발되어져야 한다고 생각한다.

 끝으로 이 지면을 빌어 지금까지 한의학 연구에 몰두할 수 있도록 항상 지원을 아끼지 않으신 부모님과 바쁜 생활로 인해 집안 일에 충실하지 못한 필자에게 한없는 애정으로 뒷바라지를 해주고 두 딸아이를 잘 키우고 있는 아내에게 감사의 마음을 전한다.

2007년 8월 신사동에서
최 유 행

전립선염 체크 리스트

■ 통증 혹은 불쾌감

1. 지난 일주일 동안 아래의 부위에서 통증이나 불쾌감을 경험한 적이 있습니까?
   예 아니오
   □1 □0 가. 고환과 항문 사이(회음부)
   □1 □0 나. 고환
   □1 □0 다. 성기의 끝(소변보는 것과 관계없이)
   □1 □0 라. 허리 이하의 치골(불두덩이) 혹은 방광 부위(아랫배)

2. 지난 일주일 동안에 다음 증상이 있었습니까?
   예 아니오
   □1 □0 가. 소변을 볼 때 통증이나 뜨끔뜨끔한 느낌
   □1 □0 나. 성 관계 시 절정감을 느낄 때(사정) 또는 그 이후 불쾌감

3. 위의 부위에서 통증이나 불쾌감을 느낀 적이 있다면 지난 일주일 동안에 얼마나 자주 느꼈습니까?
   □0 전혀 없음 □1 드물게 □2 가끔 □3 자주
   □4 아주 자주 □5 항상

4. 지난 일주일 동안에 느꼈던 통증이나 불쾌감의 정도를 숫자로 바꾼다면 평균적으로 어디에 해당됩니까?
   0 1 2 3 4 5 6 7 8 9 10
   □ □ □ □ □ □ □ □ □ □ □
   ↓   ↓
   전혀 없음   상상할 수 있는 가장 심한 고통

■ 배뇨

5. 지난 일주일 동안에 소변을 본 후에도 소변이 방광에 남아 있는 것처럼 느낀 경우가 얼마나 자주 있습니까?
   □0 전혀 없음 □1 5번 중 한 번 이하 □2 반 이하
   □3 반 정도 □4 반 이상 □5 거의 항상

6. 지난 일주일 동안에 소변을 본 뒤 2시간이 채 지나기도 전에 다시 소변을 본 경우가 얼마나 자주 있습니까?
   □0 전혀 없음 □1 5번 중 한 번 이하 □2 반 이하
   □3 반 정도 □4 반 이상 □5 거의 항상

■ 증상으로 인한 영향

7. 지난 일주일 동안에 상기 증상으로 인해 일상생활에 지장을 받은 적이 어느 정도 됩니까?
   □0 없음 □1 단지 조금 □2 어느 정도 □3 아주 많이

8. 지난 일주일 동안에 얼마나 자주 상기 증상으로 고민하였습니까?
   □0 없음 □1 단지 조금 □2 어느 정도 □3 아주 많이

■ 삶의 질

9. 만약 지난 일주일 동안의 증상이 남은 평생 지속된다면 이것을 어떻게 생각하십니까?
   □0 매우 기쁘다 □1 기쁘다 □2 대체로 기쁘다 □3 반반이다
   □4 대체로 불만족 스럽다 □5 불행이다 □6 끔찍하다

■ 만성 전립선염 증상 점수

통증(1-4의 합계) =
배뇨증상(5-6의 합계) =
삶의 질에 대한 영향(7-9의 합계) =

※점수가 높을수록 증상이 심한 것을 의미하며 경(輕)증(Mild)은 0-14점, 중(中)증 (moderate)은 15-29, 중(重)증(severe)은 30-43으로 제시하고 있다.

*미국 국립보건원 만성 전립선염 증상 점수표 NIH-CPSI

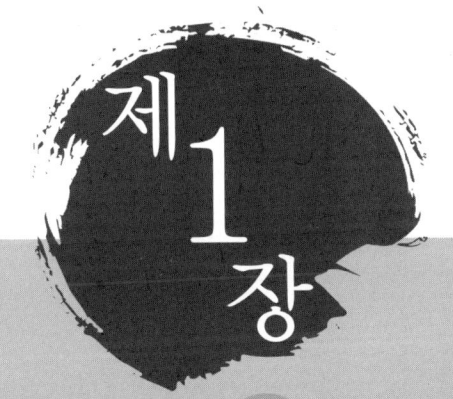

제1장

전립선염이란?

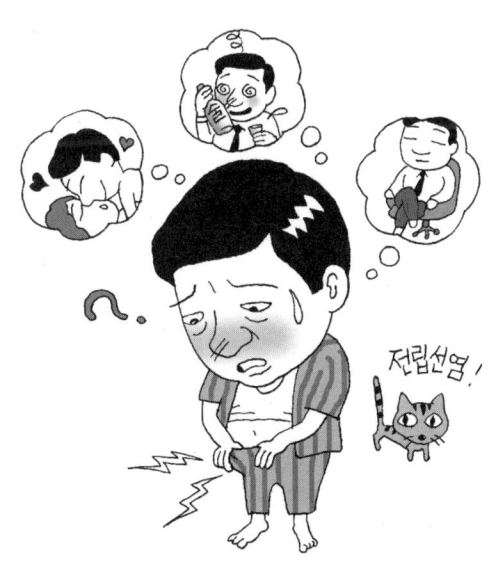

전립선이란?

　전립선은 남자의 방광 바로 밑에 있는 약 15g 정도 되는 밤톨 모양의 부드러운 조직체를 말한다.
　그리고 그 사이에 구멍이 뚫려 있어 그 곳으로 요도가 지나간다. 따라서 전립선이 비대해지거나 염증이 생기면 자연히 소변을 보는 데 이상을 느끼게 되며, 성기능에도 문제가 생길 수 있다. 물론 여성에게는 이 조직이 없다.
　이 전립선은 고환, 정낭과 함께 생식 기능을 가능하게 하는 성 부속 기관 중의 하나이다. 전립선은 정액의 30%를 생산하고, 정자에 영양을 공급해 활성을 주며, 정자의 운동성을 높이고 여성 나팔관의 강산성 농도를 중화시켜 수정이 잘 되도록 돕는 역할을 한다.
　pro(前)+state(立)+gland(腺)라는 어원을 가진 전립선은 하복부 앞 부분에 있는 분비샘이라는 뜻으로 조직과 이를 둘러싸는 섬유근조직으로 이루어진 기관이다.
　전립선은 치골 뒤쪽, 방광의 아래, 직장의 앞쪽에 위치하며, 위로는 방광 경부에 고정되어 있고 아래로 비뇨생식격막, 앞으로는 치골 전립선 인대로 고정되어 골반강 내 깊숙이 위치한다.

아기 때에는 발견하기 힘들 정도로 작지만 사춘기가 되면서 남성 호르몬의 영향으로 조금씩 커지게 되며, 성인이 되면 15~20g 정도가 된다.

전립선은 50대 이상이 되면 노화 현상으로 인해 차츰 커져 전립선 비대증이 된다. 전립선 비대증은 50대 이상 남성의 50% 이상이 경험하는 흔한 질환이며, 선천적으로 고환이 없거나 후천적으로 제거한 사람의 경우에는 전립선 비대증이 나타나지 않는다고 한다.

전립선에는 물혹이나 결석이 생기는 경우도 있지만, 전립선염과 전립선 비대증 그리고 전립선암이 가장 흔한 질환이다.

전립선염은 성적으로 활동적인 연령의 남자에겐 가장 흔하게 나타나는 질환이다. 전립선 비대증은 중년 이후의 남자들에게 다양한 비뇨기과적 문제를 일으키며 삶의 질에 막대한 영향을 끼친다.

전립선암의 경우는, 서양 남성에게 가장 흔한 암의 일종으로 아주 높은 사망률을 기록하는 질환이다.

한국인의 경우 서양인에 비해 전립선염이 많고, 전립선암의 빈도는 매우 낮은데, 최근 노인 인구의 증가로 인해 전립선 비대증이 점차 증가하고 있다.

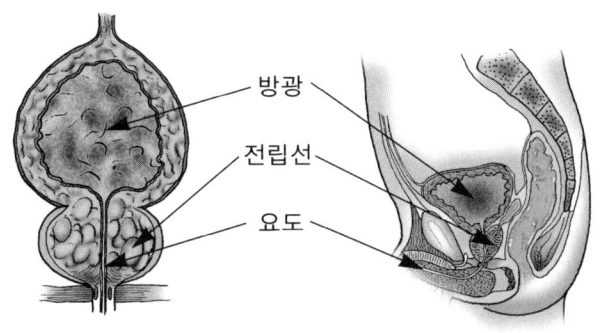

한의학에서 보는 전립선염

　한의학에서는 전립선염을 문란한 성생활, 부적절한 생활 습관과 과도한 음주 및 음식을 알맞게 조절하지 못하는 무절제한 생활에 원인이 있다고 본다. 이런 경우, 간 기능이 약화되고 습열(濕熱-습한 기운과 열이 합쳐져서 질병을 일으키는 원인이 됨)이 생겨 간은 물론 신(腎)기능까지 약화되면서 전립선염이 발생하기 쉬운 몸 상태가 되고 만다.
　이외에도 포경 수술을 하지 않아 성기에 소변 찌꺼기가 많이 남아 있거나 비위생적인 성 관계를 갖는 경우, 사정을 참는 행위도 전립선염의 원인이 될 수 있다. 하지만 정반대로 성 행위를 지나치게 억제하거나 무리하게 자위를 해 습독(濕毒)이 발생하는 것도 문제를 일으킬 소지가 있다.
　한편 과도한 스트레스에 노출되거나 선천적으로 허약 체질인 경우 면역 체계가 교란을 일으키게 된다. 이것 역시 전립선염을 발생시키는 중요한 원인이 된다. 그리고 자전거, 승마 등 회음부(항문과 생식기 사이)를 압박하는 운동을 지나치게 하면 전립선이 심하게 충혈 되어 순환 장애가 일어나 전립선염이 생기기도 한다.

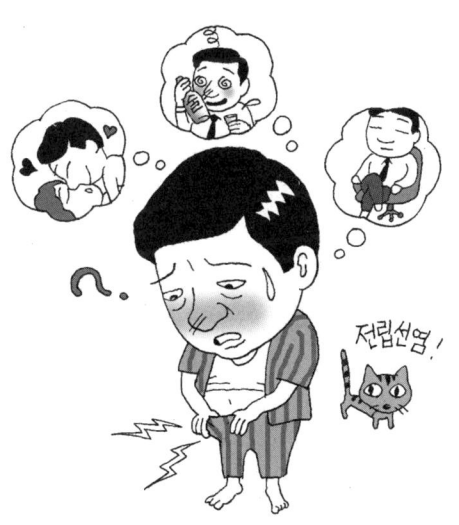

　심지어는 차갑고 습한 곳에 오래 머물거나 햇볕을 많이 쏘이지 못해 신장 기능이 떨어지는 경우에도 전립선염이 나타날 수 있다.

　이처럼 외형적으로 보면 전립선염의 원인은 무척 다양하고 복잡하다. 하지만 전립선염은 결국 간이나 신장, 방광의 기능이 약해져서 발생하는 것이다. 이것을 한의학에서는 하초(下焦-배꼽 아래 부분)의 습열이 방광에 몰리거나 신기(腎氣-신장에 있는 정의 기운, 생명력)가 허(虛)하여 방광의 기화(氣化) 작용이 잘 되지 않는다고 설명한다.

　소변 역시 신기와 하초 부위에서의 기혈 순행이 잘 이루어져야 시원하게 볼 수 있다. 그렇지 않은 경우, 간의 경락에 습열이 쌓이고 방광에 열이 쌓이게 된다. 이로 인해 전립선 질환이 유발되는 것이다.

　이처럼 전립선염은 그 원인과 증상 등이 아주 다양하기 때문에 치료 역시 무척 까다로운 것으로 알려져 있다. 특히 여러 병원을 전전하며 효과를 보지 못한 환자들에게는 난치나 불치에 가까운 병으로 인식되기도 한다.

더구나 전립선염은 재발의 위험이 아주 큰 질환이기 때문에 이 질환을 가지고 있는 사람들의 입장에서는 아주 끔찍스럽고 무서운 질환으로 생각할 수밖에 없다.

한의학에서는 전립선염을 요탁(尿濁), 임병(淋病), 산병(疝病), 고병(蠱病) 등으로 부른다. 앞에서 말한 것처럼, 인체의 하복부나 회음부의 기 흐름이 순탄하지 못하거나 나쁜 기운(邪氣)이 간경(肝經-간과 관련된 경락)에 침입하여 습열을 발생시켜 질환을 일으킨다고 보기 때문이다.

특히 스트레스나 과음, 과로의 정도는 이 증상에 아주 큰 영향을 미친다. 그것들이 기본적으로 간, 신장, 방광 등의 건강과 밀접한 연관이 있기 때문이다.

따라서 전립선과 관계된 장기들을 다스려 기의 흐름을 원활하게 해 주고 사기(邪氣)를 몰아내면 근본 치료가 가능하다. 또한 식이요법, 운동 등을 병행하면 큰 효과를 볼 수 있다.

Tip
한의학의 관점에서 보는 전립선염의 주요 원인

- 습열(濕熱)과 열독(熱毒)이 하초(下焦)로 하주(下注)하게 되는 습열하주(濕熱下注)-급성
- 부적절한 생활 습관과 과도한 음주 및 식생활의 부절제로 몸속에 습이 쌓인 간담습열(肝膽濕熱)
- 정신적 stress나 한사(寒邪)가 간맥(肝脈)에 울체하여 기혈응체(氣血凝帶)
- 선천적 허약과 후천적 방사과도(房事過度)로 신(腎)기능이 허(虛)하여 발생한다.

현대의학에서 보는 전립선염

현대의학에서는 전립선염이 세균 감염으로 인해 발생한다고 여긴다. 특히 장내 세균(주로 대장균)과 녹농균이 가장 큰 원인이 되는 걸로 알려져 있다. 대개 요도염이 있는 경우 세균이 전립선으로 퍼져 감염되며, 소변이 감염돼 전립선으로 역류하면서 발생한다고 한다.

하지만 전립선염의 원인은 현대 의학에서도 아직 정확하게 규명하지 못하고 있다. 전립선염의 경우, 세균에 의한 감염보다는 오히려 비세균성 염증이 가장 흔하게 나타나는데 아직까지 그 원인이 밝혀지지 않았기 때문이다.

이처럼 비세균성 염증이 많다고 하는 것은 사실 전립선의 기능이 떨어져서 오는 것이다. 하지만 현대 의학에서는 그 원인을 정확하게 밝혀 내지 못하고 있기 때문에 분명한 치료의 방법도 제시하지 못하고 있다.

전립선염은 보통 급성·만성 세균성 전립선염, 만성비세균성 전립선염, 전립선통, 무증상 전립선염으로 구분된다. 이 중 세균성 전립선염은 전체 전립선염 환자 중에서 10% 정도에 불과할 뿐이다. 더구나 불결한 성생활로 인해 전립선염에 걸리는 경우는 매우 드물기 때문에 전립선염을 세균에 의한 병으로 생각하는 데는 무리가 따른다.

현대 의학의 경우, 전립선염을 전립선 마사지를 통해 분비된 전립선 분비액을 현미경으로 검사하는 방식으로 진단한다. 이때 염증 세포인 백혈구가 기준치보다 많게 나오면 전립선에 염증이 있는 것으로 판단한다. 하지만 위에서 말한 것처럼 세균 감염의 증거가 나타나지 않는 비염증성 만성 전립선염의 경우가 훨씬 더 많다.

전립선염의 원인은 스트레스, 긴장, 방광과 전립선의 기능 이상일 것으로 추정되는데, 여기에는 양방과 한방 사이에 큰 시각차가 없다.

급성 세균성 전립선염에 걸리면 오한, 고열과 함께 소변이 자주 마렵거나 소변을 참기 힘들어지고 밤에 소변이 마려워 깨기도 한다. 또 소변이 가늘어지거나 중간에 끊기기도 하고 심할 때는 소변보기가 힘들어질 때도 있다. 이 경우에는 적절한 항생제를 투여하면 비교적 치료가 잘 된다.

만성 전립선염의 경우에는 회음부나 고환의 통증이나 불쾌감, 소변보는 것과 관계없는 성기 끝의 통증이나 불쾌감, 소변 볼 때 통증, 사정할 때 통증 및 불쾌감 등을 호소한다. 치료는 항생제나 배뇨 개선제를 사용하나 항생제 침투가 어려워 항생제의 치료 효과는 높지 않다.

전립선염은 대개 생명에 위험을 주거나 심각한 후유증, 합병증, 기능적 장애를 일으키는 병은 아니다. 하지만 전립선염 증상으로 스트레스를 받는 경우 부부 관계도 원만하지 않고 사회 적응력이 떨어지는 경우도 있다.

이러한 전립선염의 치료 원칙은 스트레스를 없애고 충분한 휴식과 운동을 하는 것이다. 또 규칙적인 성생활을 통해 전립선 분비액을 배출하는 것이 매우 중요하다.

전립선염의 주요 원인

- 요도염이 전립선 요도를 통하여 직접 전염
- 다른 부위의 염증이 혈관을 통해 전염
- 항문 부위의 염증이 임파관을 통해 전염
- 바이러스, 원충류, 진균류 등에 의한 감염
- 자가 면역 질환(면역 체계 이상)
- 전립선 신경의 과도한 반응
- 전립선 부위의 물리적 부상
- 회음부의 장시간 압박
- 소변을 장시간 참거나 요도 협착 등으로 인한 소변의 역류

건강의 신호등, 소변

예전에는 사위를 고를 때 모래가 가득 담긴 요강을 내밀어 소변을 보게 했다는 이야기가 있다. 모래가 파인 정도를 보고 결혼을 시킬지 말지 결정했다는 것이다. 즉, 소변의 힘을 통해 정력이나 건강의 상태를 알아보았다는 말이다. 그런데 소변이 건강의 신호등 역할을 하는 것은 지금도 마찬가지이다.

대부분의 사람들은 몸이 아플 때 소변이 붉어지거나 평소와 다른 역한 냄새가 나는 것을 느껴 봤을 것이다. 그것은 소변의 재료가 바로 우리 몸의 곳곳을 돌던 혈액이기 때문이다.

심장에서 출발한 혈액은 우리 몸 곳곳을 돌아 신장의 사구체라는 곳을 지나게 된다. 이 사구체라는 곳에서 혈액 성분 중 혈구와 크기가 큰 단백질 등이 혈관에 남고 나머지 물질과 수분은 걸러지게 된다.

이 양은 하루 180리터나 되는데, 그 많은 양이 모두 소변이 되는 것은 아니다. 신장의 세뇨관과 수뇨관이라는 긴 통로를 통과하면서 다시 한 번 우리 몸에 필요한 수분과 각종 물질들이 흡수되고 남은 것이 바로 소변이다.

이렇게 만들어진 소변은 요관을 타고 신장에서 방광으로 이동

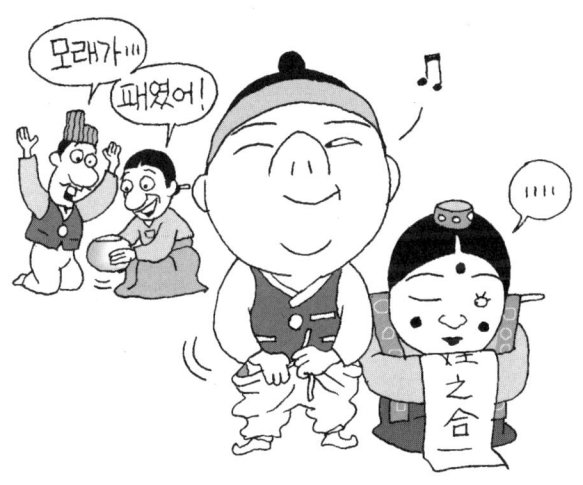

하고 방광이 가득 차게 되면 요도를 통해 몸 밖으로 배출된다. 이렇듯 온몸을 순환한 혈액이 걸러져 배출되므로 신체의 기관이나 혈액 성분에 이상이 생기면 소변이 민감하게 작용한다. 즉 소변의 색과 냄새가 달라지거나 횟수의 변화, 통증 등이 나타나면서 몸의 건강 상태를 알려 주는 것이다.

우리 몸에서 만들어지는 소변의 양은 보통 하루 1~1.5리터 정도이다. 계절에 따라 차이가 있지만 보통 하루 4~5회 정도 소변을 보는 것이 적당하다. 만약 소변을 보는 횟수가 10회 이상이거나 1~2회 정도라면 건강에 이상이 생겼다는 신호일 수 있다.

소변을 지나치게 자주 보는 것을 빈뇨라고 하는데, 주로 방광이나 전립선에 염증이 있을 때 이런 증상이 나타난다. 하지만 빈뇨 증상은 스트레스나 자극으로 인해 발생하기도 한다. 어떤 경우든 빈뇨가 계속 되거나 점점 심해지게 되면 병원을 찾는 것이 좋다.

소변의 양이 450밀리리터 이하로 적다면, 신장으로 가는 혈관에 장애가 생겼거나 요로에 악성 질환이 발생했다는 위험 신호일 수 있다. 지속적으로 소변의 양이 적다면 진료를 받아 볼 필요가 있다.

이와 반대로 2500밀리리터를 넘는 경우를 다뇨(多尿)라고 한다. 대개는 과음으로 인해 발생하지만 뇌하수체의 종양이나 당뇨가 원인이 되기도 한다.

거품 소변 역시 흔히 볼 수 있는 증상이다. 소변에 거품이 지나치게 많은 경우를 말하는데, 이것은 단백질이 소변에 섞여 나오기 때문이다. 신장의 사구체에서 단백질이 빠져나가거나 세뇨관에서 재흡수가 이루어지지 않을 때 이런 현상이 나타난다.

일반적으로는 운동을 너무 심하게 했거나 별다른 준비 없이 무리하게 등산을 했을 때 이런 증상이 나타난다. 마찬가지로, 증상이 지속될 경우에는 자세한 검사를 받아 보는 것이 좋다.

남자의 샘, 전립선

 소변이 건강의 신호등인 것처럼 전립선염의 최초 신호 역시 바로 소변이다. 그 가운데서도 급성 전립선염의 경우에는 증상이 아주 뚜렷하게 나타난다. 소변이 자주 마려우며 한 번 신호가 오면 참기 힘들 정도로 급하게 된다. 만성 전립선염과는 달리 고열과 오한이 동반되면서 등허리에 통증이 수반되는 것도 한 특징이다.
 또 한밤중에 소변 때문에 자주 잠에서 깨게 되고, 심한 경우에는 방광에 오줌이 가득한 데도 소변을 전혀 볼 수 없게 되기도 한다. 이런 경우 때때로 아랫배에 극심한 통증을 느껴 응급실을 찾는 환자들도 있다. 그 외에도 급성 전립선염에 감염되면 대변곤란, 관절통, 근육통 등을 느끼기도 한다.
 이에 비해 만성 전립선염 증상이 있는 사람에게는 자극 증상과 폐색 증상이 나타난다. 자극 증상은 소변을 자주 보게 되고 그 양도 적어지며, 소변이 한번 마려우면 몹시 급해지는 증상을 말한다. 이 경우 요도나 고환과 항문 사이의 회음부에 통증이 동반되는 경우도 있다. 또 음경이나 고환 주위에 불편한 느낌이나 통증이 올 수 있고 아랫배가 아프기도 하다.

폐색 증상은 소변을 다 본 후 끝에 가서 몇 방울이 더 떨어지거나 소변 줄기가 예전보다 현저하게 가늘어지는 경우를 말한다. 또 항상 잔뇨감이 남아 있는데, 막상 화장실에 가도 일을 보기가 쉽지 않아 잠시 기다렸다 배에 힘을 주어야 소변을 볼 수 있다.

전립선에 이상이 있을 때는 배뇨 과정의 이상뿐만 아니라 소변 자체에도 많은 변화가 나타나게 된다. 우선 아침에 일어나 소변을 보려 할 때 맑은 우유 같은 분비물이 요도에서 흘러나오는 경우가 있다. 또 농이 섞인 우윳빛의 소변이나 혈뇨가 나오는 때도 있다. 이런 현상은 고름이 요도를 통해 배출되거나, 요도염 또는 요로계에 염증이 생겼을 때에 나타난다.

정상적인 소변에서는 약간의 지린내가 나게 되는데, 세균에 감염된 경우에는 톡 쏘는 듯한 암모니아 냄새가 나거나 심한 경우 썩은 것 같은 냄새가 나기도 한다. 세균이 소변을 분해해서 암모니아를 생성하기 때문에 냄새가 심해지는 것이다.

전립선염에 걸리게 되면 지나치게 잦은 배뇨 욕구를 느끼며 화장실에 가도 시원하게 일을 볼 수 없게 된다. 그 정도는 참을 수 있지 않겠느냐는 사람도 있지만 그건 전립선염을 잘 몰라서 하는 말이다. 전립선염으로 인한 스트레스는 우울증의 원인이 되고 대인 관계는 물론 사회생활을 제대로 할 수 없게 만드는 심각한 걸림돌이다.

소변은 96% 이상이 수분으로 되어 있고 그 나머지 4%에 소량의 요소, 요산, 무기염류 등이 섞여 있다. 이러한 소변은 신체의 불순물을 배출시키는 아주 중요한 역할을 한다. 대부분의 병원 검사에서는 소변 검사가 항상 빠지지 않는다. 그만큼 소변이 우리 몸의 건강 상태를 재는 척도가 되는 것이다.

전립선 증후군의 신호, 소변

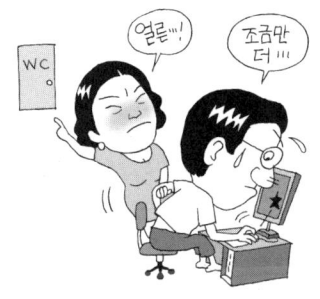

"여자의 나이는 주름으로 알고 남자의 나이는 화장실에서 알 수 있다."는 말이 있다. 즉, 남자들의 신체 나이를 측정하는 척도는 소변의 줄기, 바로 '오줌발'이라는 것이다.

화장실의 소변기 앞에서 한 남자가 나란히 서 있는 옆 사람을 '물건'을 흘깃거리며 관찰하는 모습은 흔히 드라마나 광고에 등장하곤 한다. 또한 코미디 영화 등에서는 소변으로 전봇대를 무너뜨리고 벽에 구멍을 뚫는 과장된 장면이 등장하기도 한다.

이는 많은 사람들이 남자의 힘이 이른바 '오줌발'에서 나온다는 믿음을 가지고 있기 때문일 것이다. 이런 생각이 사실 꼭 맞는 것은 아니다. 오줌발은 방광의 압력과 요도 괄약근의 합작품일 뿐, 직접적으로 정력을 좌우하는 것은 아니기 때문이다.

하지만 이 '오줌발'은 남성의 건강 상태를 체크해 볼 수 있는 하나의 단서가 된다. 전립선이 비대해지거나 그 곳에 염증이 생기면 가장 흔하게 나타나는 증상이 소변 줄기의 이상이기 때문이다.

전립선에 이상이 생기면 대개 소변 줄기가 가늘어지고 소변을 봐도 시원하지 않는 잔뇨감을 느끼게 된다. 또한 소변을 볼 때마다 요도나 고환, 회음부 쪽에 통증이 나타날 수도 있다.

이런 점에서 볼 때, 건강한 배뇨가 건강과 정력의 척도로 여겨지는 것이 아주 틀린 것만은 아니다.

전립선에 이상이 생기면 성 기능에도 문제가 생기기 마련이다.

원래 나이가 들면서 나타나는 전립선 질환은 비대증이다. 대개 나이가 들면 남성 호르몬의 분비도 줄어드는데, 그러면서 밤톨만한 전립선이 달걀만큼 커지게 된다. 이렇게 전립선이 비대해지면 요도가 압박을 받아 잔뇨감을 느끼고 오줌 줄기가 약해지는 것이다. 전립선암 역시 나이와 비례한다.

하지만 전립선염은 나이와 상관없이 다양한 연령층의 남성에게서 나타난다. 특히 최근에는 젊은 층에서도 그 발생 빈도가 높아지고 있다. 육체노동보다는 주로 의자에 앉아 일을 하거나 컴퓨터의 사용, 운전 등의 시간이 늘면서 회음부를 압박하는 자세에서 오랜 시간을 보내기 때문이다.

실제로 장시간 의자에 앉아 지내는 고시원생들의 경우 50% 이상이 전립선염에 시달리고 있는 것으로 조사되었다. 또한 운전기사의 경우에도 상당히 높은 비율로 전립선에 이상을 느낀다.

최근의 직장 근무 환경 역시 전립선 질환을 유발시키기 쉽다. 대개의 직장인들은 하루 중 많은 시간을 의자에 앉아 보내게 마련이다. 그러다 보니 가뜩이나 혈액 순환이 원활하지 않은 회음부가 자극을 받고 울혈이 되어 그런 증상이 늘어나는 것이다.

도대체 제가 왜 걸린 거죠?

"도대체 제가 왜 걸린 거죠?"

성 관계도 없었고 나이도 젊은데 전립선염이라는 게 몹시 분한 듯 화가 난 표정으로 당돌하게 묻던 환자, 겨우 군대나 다녀왔을까? 앳돼 보이는 청년이었다. 흥분이 가라앉도록 차분하게 설명을 이어 나갔다.

"전립선염이 꼭 성 관계를 갖거나 나이가 많아야 걸리는 건 아닙니다. 전립선염은 오히려 젊은 사람에게서 많이 나타날 수 있습니다."

한참 동안 설명을 들은 후에도 청년은 이해는 됐지만 화는 풀리지 않는 기색이었다. 그도 그럴 것이 전립선 질환하면 의례 노인성 질환으로 오해하는 분들이 많다. 그렇지 않더라도 세균성이란 말만 듣고 그게 성병의 일종이라 생각하며 결백(?)을 주장하는 사람들도 꽤 있다.

전립선염의 원인은 그 증상에 따라 분류해 볼 수 있다. 크게 세균성 전립선염과 비세균성 전립선염으로 나누는데, 그 분류에 따라 원인은 크게 달라질 수 있다. 특히 비세균성의 경우 요도염 등 세균 감염의 후유증일 것이라는 추측은 있으나 원인이

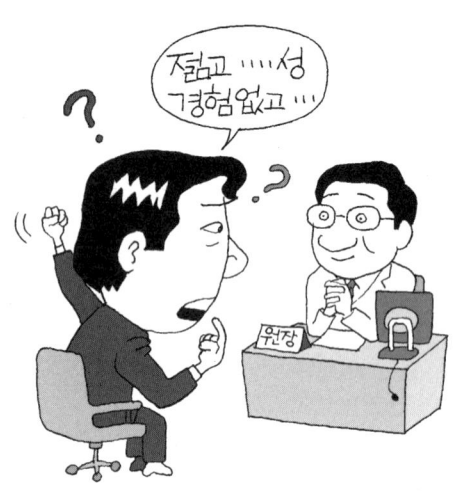

　분명치 않은 경우도 비일비재하다. 또 세균성의 경우라도 단일 질환이 아니라 다양한 원인에 의해 발생한다. 전립선염을 전립선 증후군이라 부르는 것도 이 때문이다.

　세균성 전립선염은 급성과 만성으로 구분된다. 이 중 급성은 그 증상이 고열을 동반하는 등 비교적 뚜렷하고 세균 검출이 분명하기 때문에 항생제나 소염제 등의 치료가 만성에 비해 용이하다.

　하지만 초기 치료를 최소 8주에서 12주 정도, 아니 그 이상이라도 꾸준히 치료하는 것이 무척 중요하다. 그렇지 않으면 만성으로 옮겨갈 확률이 매우 높기 때문이다.

　만성 세균성 질환은 원인이 되는 세균이 검출되지만 쉽게 잡히지 않는 경우를 말한다. 여러 차례 비슷한 균에 의해 반복적으로 감염되는 경우를 만성 세균성으로 분류한다. 가장 흔하게는 그람 음성 간균이지만, 장내 구균이나 클라미디아 균도 그 원인균으로 분류되고 있다.

하지만 세균성 전립선염은 전체 전립선염의 약 10% 정도에 불과하다. 대부분이 만성 비세균성 전립선염을 앓고 있는데, 그 원인들은 여러 가지로 추정만 가능할 뿐 정확하게 밝혀진 것은 없다. 과거 관련 부위에 염증을 앓았거나 반복적으로 염증이 발생했던 경우가 그나마 가장 흔한 경우지만 단순한 물리적 충격이나 장시간 회음부를 압박하는 생활 자세나 그 이외 원인 불명인 경우도 많다.

한번은 부인이 교통사고를 당하여 정신적인 충격을 받은 후 전립선염이 발생했다는 사례도 있었다. 그 뒤로 차츰 증상이 심해져 결국 내원하게 되었고 1개월 간 시원쾌통탕 처방을 받고 완치된 사례가 있다. 이를 종합해 볼 때 여러 가지 복합적인 원인과 심리적 요인이 함께 결합되어 만성 전립선염을 유발하는 것으로 보인다.

한방에서는 이런 전립선염의 이유를 간, 신장, 방광의 기운이 손상당하여 발생하는 것으로 정리한다. 지나친 음주로 인한 습열의 누적이나 스트레스 때문에 생긴 호르몬의 불균형, 지나친 성생활 등으로 인한 신장, 방광의 손상 혹은 고열량 식사와 운동 부족 때문에 생기는 것으로 보고 있다.

간이나 신장, 방광이 손상을 당하여 면역기능이 떨어지면서 염증이나 세균에 대한 저항력이 약해지는 것이 그 원인이 되는 것이다. 이러한 이유 때문에 간을 비롯하여 신장, 방광의 치료를 우선하여 면역력을 강화하는 약을 쓰는 것이 첫째가 된다. 여기에 부항이나 침 등으로 막힌 혈을 뚫어 기와 혈의 순환이 원활하도록 돕는 처방을 함께 하게 되는 것이다.

지나친 자위행위 역시 신장과 방광의 기운을 쇠하게 하는 역할을 한다. 비록 청년에게 자세히 묻지는 않았지만 간혹 전립선염을 의심하며 묻는 질문들 속에는 어린 나이에 과도한 자위행위를 수년 간 지속해 온 경우도 적지 않다.

아무튼 전립선염의 발병 원인을 몰라 분노하던 그 청년은 1개월 동안 시원쾌통탕으로 치료한 뒤로는 아무 연락이 없었다. 아마도 혈기왕성할 시기라 회복이 빠르고 증상이 쉽게 사라졌을 것으로 생각된다. 아무튼 청년과 같은 이유로 분노하는 사람이 없길 바랄 뿐이다.

전립선염을 예방하는 생활 패턴

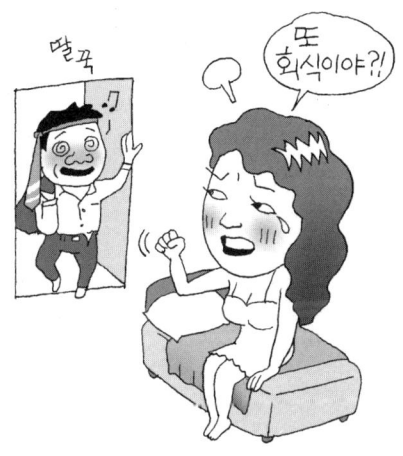

　농사를 짓고 살던 과거에는 입식 문화(서서 생활)가 대부분이었다. 하지만 현대의 도시 생활은 예전과 크게 달라졌다. 일과 중 대부분의 시간을 앉아서 일하고, 앉아서 운전을 하며, 소파에 앉거나 비스듬히 누워서 TV를 보고 여가를 즐기는 좌식 문화가 대세이기 때문이다.
　어디 그것뿐인가? 현대 사회에서 남성들은 극심한 경쟁, 과로와 음주, 스트레스에 시달릴 수밖에 없다. 결국 자신의 몸을 돌볼 새도 없이 생활의 균형을 잃고 장기간 스트레스에 노출되면서 면역 기능과 간과 신(腎) 기능이 떨어지기 쉽게 된다.

그런데 현대의 이러한 상황은 남성의 비뇨 생식기계에 순환 장애를 일으키는 주요 요인이 된다. 결국 전립선 질환은 시대의 변화에 따라 나타나는 질병의 하나인 것이다.

따라서 전립선염을 예방하는 몇 가지 생활 패턴을 알아 둘 필요가 있다. 먼저 술이나 커피 같은 카페인이 든 자극적인 식품을 조심하고, 조미료 등 향신료가 든 음식은 가급적 피하는 것이 좋다. 하지만 우리의 전통 음식인 청국장, 콩, 된장과 신선한 토마토 등 계절 과일을 섭취하는 것은 전립선염 예방에 큰 도움이 된다.

한편 앉아서 일하는 시간이 많은 젊은 남성들은 다리를 겹쳐 앉는 자세를 피하고 2시간마다 10분 정도 하체 스트레칭을 하면서 휴식을 취하는 것이 좋다. 그리고 하루에 1~2시간 정도 산책을 하면 전립선과 방광, 회음부 주변의 골반 근육의 지나친 긴장을 방지하는 데 효과가 있다.

마지막으로 충분한 휴식과 수면은 필수이다. 물론 이는 다른 질환을 예방하는 데도 꼭 필요한 일이다. 또 가능한 한 변비에 걸리지 않도록 주의하고 신호가 오면 그 즉시 소변을 보는 습관을 들이도록 하자. 또한 목욕이나 사우나를 할 때, 온수 좌욕 후 전립선 마사지를 하면 전립선의 건강에 도움이 된다.

전립선염에서 탈출하기 위해서는 약물 요법 못지않게 생활 요법이 중요하다. 심리적으로 위축되지 말고 배우자와 정상적인 성생활을 하는 것이 좋으며 일상생활에서는 술과 스트레스를 피하도록 노력해야 한다. 괄약근 운동이나 골반 체조 등을 자주 하는 것도 전립선염 예방과 증상 완화에 도움이 된다.

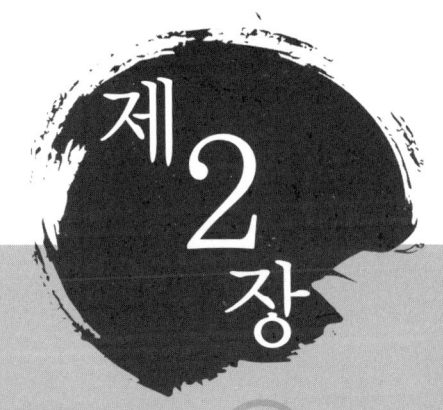

제2장

전립선염의 특징과 관련 질환

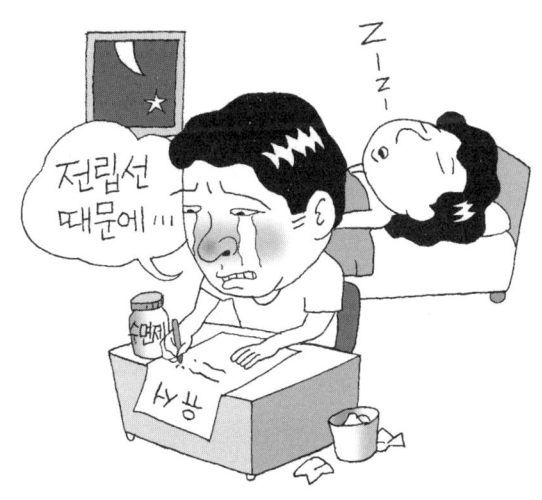

전립선염은 꾀병이 아니다

〈동의보감(東醫寶鑑)〉 등 각종 한방 문헌에는 전립선염의 증상에 대해 수풀 속의 나무에서 이슬이 맺혀 물이 한 방울씩 떨어지듯이 소변이 시원치 않고 골반통, 배뇨통, 뇨의 혼탁 등을 동반하는 병으로 표현하고 있다.

전립선염의 가장 두드러진 증상은 항문과 고환 사이 회음부의 뻐근한 통증이다. 증상에 따라 가벼운 불쾌감에서 심한 작열감, 압박감 등을 느끼게 된다. 배꼽 아래의 묵직한 느낌과 고환이나 음낭의 불쾌감도 동반된다.

전립선은 치골 뒤쪽 골반강 속 깊숙한 곳에 있는데, 그 주변에는 많은 혈관과 신경이 있으며 근육이 전립선을 받치고 있다. 이로 인해 전립선에 염증이 생기면 조직이 울혈 즉, 정맥의 피가 몰려 주위를 자극하기 때문에 통증이 발생한다.

한편 대다수 전립선염 환자들은 소변을 볼 때 통증을 느낀다며 고통을 호소한다. 이는 전립선 염증이 외요도 괄약근이나 요도를 심하게 압박해 경련을 일으키고, 요도의 내압이 크게 증가하기 때문이다. 설사 통증이 없다 해도 소변 줄기가 가늘고 약해지며 투명하거나 갈색, 혹은 노란 분비물이 팬티를 젖게 하는

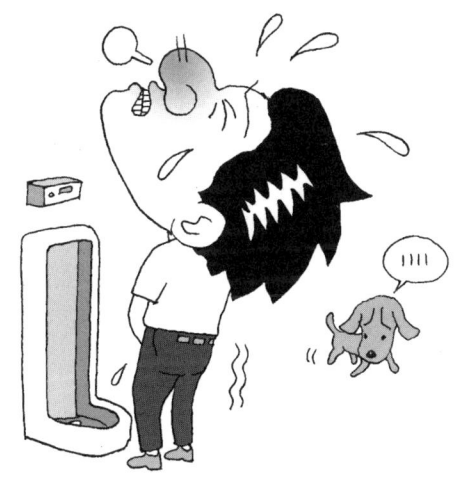

곤란한 증상도 나타난다.

이외에도 음경 고환 음낭 하복부 항문 등에 통증을 느낄 있으며 상당수의 환자가 요통을 호소하기도 한다. 또한 방광, 신장에 염증이 반복되면 혈뇨가 보이기도 하며 악취와 함께 음경 끝이 간지럽고 소변에 모래 같은 이물질이 나타나는 경우도 있다.

특히 아침 첫 소변은 우윳빛으로 시작해서 맑아지는 경우가 많다.

전립선에 문제가 생겼을 때 가장 먼저 징후가 나타나는 것은 소변이다. 대체적으로 하루에 스무 번 넘게 화장실을 들락거리게 되는 빈뇨와 일단 소변이 마려우면 도저히 참을 수 없는 급박뇨 그리고 밤에도 두서너 번은 일어나 화장실을 가야 하는 야간뇨가 대표적인 징후이다.

이 역시 울혈에 의해 방광이나 요도의 괄약근이 제 역할을 하지 못하는 것에 원인이 있다.

전립선염은 설사 감염된 사람이라 할지라도 잘 모르고 지내거

제2장 전립선염의 특징과 관련 질환

나 대수롭지 않게 생각하는 경우가 많다. 하지만 스트레스를 많이 받거나 과음, 과로, 과격한 성생활 등으로 몸에 무리가 생기면 갑자기 증상이 심해진다.

생각 외로 전립선염으로 인한 통증은 참기 힘들 만큼 고통스럽다. 통증과 빈뇨, 급박뇨, 야간뇨 등이 지속되면 일상생활을 유지하는 것조차 어렵게 된다.

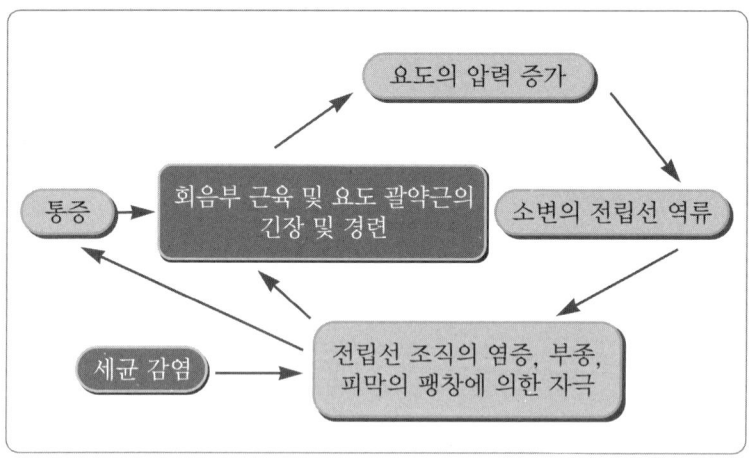

전립선 통증의 발생과 악화 기전

피곤해 죽겠어요!

　전립선염의 대표적인 증상 중의 하나가 바로 무기력증이다. 전립선의 염증이 신경계를 자극하거나, 혹은 면역 체계에 에너지가 지나치게 소비되는 것이 주된 원인이다. 이러한 전신 무력감 증상이 나타나면 매사에 의욕이 떨어져 결국 우울증으로까지 이어지게 된다.
　특별히 아프거나 힘든 일을 하지 않아도 늘 피로감에 휩싸이게 되고 팔다리가 저리거나 전신 근육통, 두통 등을 느끼는데 그 증상이 아주 다양하다. 그리고 아무리 휴식을 취해도 피로감이 쉽게 사라지지 않는다. 장마철처럼 습하거나 더운 날씨에는 더 악화되는데 사회생활에 문제가 생길 정도로 그 도가 심해진다.
　이런 전립선염 환자의 경우 증상은 나타나지만 병명을 알기가 어려워 고생을 하는 예가 많다.
　처음에는 몸살이려니 하고 쉽게 생각을 하지만 치료를 받아도 좀처럼 낫지 않아 당뇨병으로 오해하는 경우도 종종 있다. 때문에 이 병원 저 병원을 전전하다가 전립선염이라는 것을 알게 되기까지 오랜 시간이 걸리기도 한다.

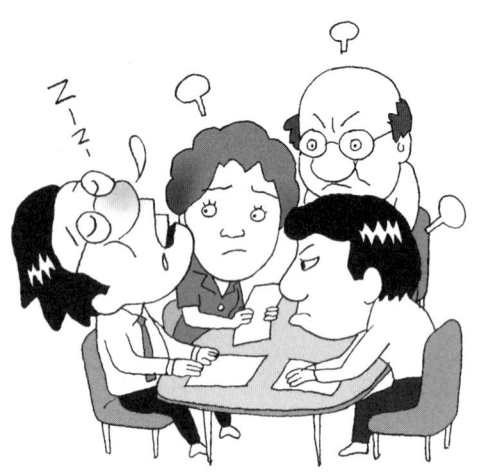

특히 한창 일할 나이에 전립선염으로 인한 무기력증에 시달리는 분들은 직장 생활을 하는 데 여러가지 문제를 일으킬 수 있다. 항상 피곤하고 정신이 맑지 못해 업무를 능률적으로 할 수 없게 되기 때문이다.

몸이 나른하고, 허리가 쑤시며, 뼈마디와 살이 아프며, 수시로 졸음이 밀려오는 상태에서 어떻게 일을 제대로 할 수 있겠는가? 무기력증과 만성 피로는 일상생활 자체를 힘들게 하는 증상이므로 당연히 사회생활을 하는 데 크고 작은 지장을 받을 수밖에 없다.

또 전립선염으로 인한 무기력증이 나타나면 음식을 소화시키기가 어렵고, 가슴이 답답하며, 배변에도 문제가 생기는 등 몸에 복합적인 변화가 일어난다. 이는 피로와 무기력증을 가중시키는 가장 큰 요인이 된다.

특히 여름이 되면 그렇지 않던 환자들에게도 무기력증이 나타나는 경우가 많다.

이런 경우 몸을 보하고 면역력을 높여 주는 보약도 도움이 되지만 무엇보다 중요한 것은 환자 자신의 노력이다. 우선 산책이나 속보(速步) 같은 몸에 무리가 가지 않는 운동을 규칙적으로 하고, 신선한 채소를 중심으로 영양식을 섭취해야 한다.

그리고 가능한 한 스트레스를 받지 않는 생활 습관을 들여야 한다. 스트레스가 만병의 근원이라는 것은 누구나 알고 있는 사실이다. 전립선염으로 인해 위축되기보다는 자신이 할 수 있는 일을 정해 규칙적으로 생활하려는 노력을 기울이는 편이 좋다.

전립선염 증상을 악화시키는 요인

1. 오랫동안 앉아 있는 경우, 특히 딱딱한 의자에 장시간 앉아 있는 경우는 전립선염을 더욱 악화시킨다.
2. 몸에 착 달라붙는 청바지나 바지, 벨트 등과 타이트한 속옷을 입는 경우
3. 골반 근육의 긴장도가 높아진 상태에서 잦은 성 행위를 하는 경우
4. 안장이 작고 쿠션이 좋지 않은 자전거를 장시간 타는 등의 회음부에 심한 압박을 주는 운동
5. 너무 맵거나 자극적인 음식
6. 음주. 치료 중은 물론 특히 치료가 거의 끝나 갈 무렵 증상이 없다고 폭주를 할 경우 전립선염 증상이 쉽게 재발한다.
7. 커피 등 카페인이 들어간 음료

나, 우울한 거 맞죠?

　만성 전립선염 환자들은 짧게는 몇 년에서 십여 년 이상 전립선염과 싸우는 사람들이다. 그러다 보니 전립선염에 관한 한 도사라고 해도 과언이 아닌 분들도 적지 않다.
　하지만 어떤 분이든 전립선염에 투자한 시간만큼 심한 고통으로 얼굴이 일그러져 있기 마련이다.
　전립선염은 여러 가지 복합적인 고통으로 사람을 피폐하게 만드는 심각한 병이기 때문이다.
　별것 아닌 것 같지만 일상생활에서의 불편함은 이루 말할 수가 없는 정도이다. 심한 경우에는 거의 10분에 한 번씩 화장실에 들락거려야 하고 밤에도 맘 편히 잘 수가 없으니, 도무지 일이 손에 잡히질 않는 것이다.
　또 교통수단을 이용해 이동하는 중에도 화장실을 찾아 헤매는 일이 다반사이며, 화장실이 마련된 열차가 아니면 장거리 이동은 애초에 단념해 버릴 수밖에 없다. 더구나 무기력증과 피로감은 이런 상황을 더욱 악화시킨다.
　또한 심리적인 충격과 부부 사이의 갈등, 스트레스로 인한 짜증은 최후의 응원군이 되어야 할 가족까지 지치게 하고 만다.

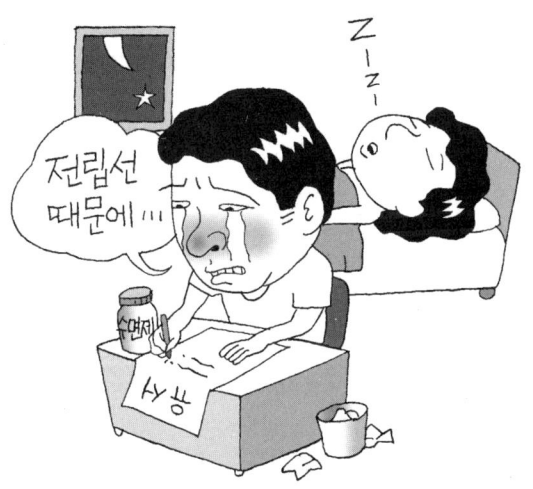

술을 마시거나 조금만 과로를 해도 증상이 더욱 심해지기 때문에 대인 기피증까지 보이게 되는 경우도 있다.

하지만 무엇보다도 만성 전립선염 환자를 괴롭히는 것은 치료 그 자체이다. 이 병원 저 병원으로 옮겨 다니며 각종 검사를 받고 마사지, 항생제 복용 등으로 몸을 혹사시켜도 치료는 도대체 끝이 날 기미를 보이지 않는다. 결국 의사에 대한 불신과 전립선염에 대한 좌절감, 불안감 등으로 인해 신경과민에 이르고 심지어는 우울증으로 이어지기까지 한다.

그 동안은 치료할 방법을 찾아다녔는데 이제는 죽는 방법을 연구하게 되었다고 고백하는 만성 전립선염 환자의 이야기는 결코 과장이 아니다. 자살 충동을 느끼게 할 만큼 마음을 병들고 황폐하게 만들고 마는데, 실제로 만성 환자 가운데 60% 이상에서 우울증 증상이 나타나고 있다.

그러다 보니 진료실에 들어서는 전립선 환자들 대부분의 표정은 어둡고 암울하다. 한의원을 찾는 전립선염 환자들은 대개 만성인 경우가 많다. 그 때문인지 오랜 기간 동안 전립선염과 싸우며 지칠 대로 지친 기색이 역력히 드러난다. 마지못해 한의원까지 오긴 했지만 표정에는 어떤 기대도 보이지 않는 경우가 허다하다.

심한 경우에는 자살 충동 때문에 가족이 불안에 시달리는 경우도 있었다. 수면제를 사다가 숨겨 놓거나 곧 죽을 사람처럼 유서를 만들어 놓고 술병을 붙들고 눈물을 흘린다는 경우도 간혹 있었다. 그렇지 않더라도 많은 환자들이 정신적인 고통에 시달리고 있다.

진료를 하다 보면 하나같이 말끝마다 '죽고 싶다'는 말이 꼬리표처럼 붙어 다닌다. 전립선염의 증상은 이렇게 환자의 몸과 마음을 극도로 지치게 하는 질환이다.

이렇게 정신적으로 괴로워하는 환자들을 보면 측은한 생각을 떨칠 수가 없다. 또 우울증 등을 동반하고 있으면 치료 효과도 그만큼 늦어지게 되어 더 안쓰럽다. 보다 밝은 생각을 갖고 적극적으로 치료에 임해야만 전립선염의 고통에서 쉽게 벗어날 수가 있기 때문이다.

굿 섹스, 배드 라이프

성기능과 전립선 질환의 상관관계는 그 기관들의 발생학적 과정이나 최종 경로 등은 물론이고 신경계 및 혈관계 등에서 상당히 많은 부분이 밀접한 연관을 갖고 있다. 하지만 아직까지 전립선 질환과 성기능의 구체적인 관계를 명확하게 증명한 구체적인 자료는 없는 실정이다.

그럼에도 불구하고 만성 전립선염이나 만성 골반통증 증후군 환자들의 대부분은 성욕 감퇴와 조루, 사정통, 발기 부전 등의 성기능 장애를 겪는 것으로 나타난다. 특히 사정이라는 단계 역시 요도를 통해 이루어지기 때문에 극심한 통증을 느끼는데 이것이 성 기능을 떨어뜨리는 이유로 작용한다.

실제로 전립선염에 걸린 20~30대의 젊은 환자 가운데 약 절반 정도가 정상적인 성생활을 하지 못한다고 한다. 연령이 높아질수록 부부 관계의 문제를 호소하는 비율이 더욱 높았는데, 만성 환자의 경우 심리적인 불안감과 노이로제에 의해 성기능 장애가 더욱 심해지는 것으로 보인다.

특히 심각한 것은 세균에 의한 감염이다. 세균성 질환자의 경우 콘돔없이 관계를 갖게 되면 파트너에게 질염이 생길 수도 있고, 반대로 파트너의 세균이 전립선으로 침투하면 증상이 더 심해질 수도 있다.

어찌 보면 정상적인 성 관계보다 더 무서운 것은 구강성교를 통한 세균 감염이다. 입 속에는 400여 종의 세균이 살고 있다. 최근에는 비임균성 요도염(NGU)이나 헤르페스 역시 구강성교를 통해 전염될 수 있다는 보고까지 있었다. 완치되었다고 믿던 전립선염 환자 중, 성교나 구강성교 후 재감염 되어 병원을 찾아오는 경우도 허다하다.

그런데 왜 많은 의사들이 규칙적인 성 행위를 통해 정액을 배출하라는 조언을 하고 있을까?

사실 한의학적 관점에서 보면 사정을 자주 하는 것은 건강에 도움이 되질 않는다. 한의학에서는 정액이란 지극히 보배스러운 물질이며 정자는 엄청난 에너지를 지닌 결정체로 여긴다.

즉, 사정은 몸에 적지 않은 영향을 미치는 행위이다. 따라서 정액의 배출은 면역 기능과 체력이 떨어진 환자들에게 그리 권장할 만한 사항은 아니다.

물론 성생활을 하면 심혈관계나 순환계의 흐름을 원활하게 하고 비만을 예방하는 효과가 있다. 또 전립선염의 경우 전립선에서 만들어진 분비물이 원인이 되거나 그 증상을 악화시키는데, 주기적인 사정은 이런 분비물을 줄여 주는 역할을 한다.

하지만 그것은 규칙적이고 건전한 관계일 때에만 해당하는 말이지, 보통 의사들이 권장하는 일주일에 1~2회의 사정은 좀 무리가 아닐까 싶다. 나이와 상황에 따라 차이가 있겠지만, 한의학의 관점에서 보면 40대를 기준으로 한 달에 2~3회 정도가 적당하지 않을까 생각한다.

간을 통해 본 전립선염

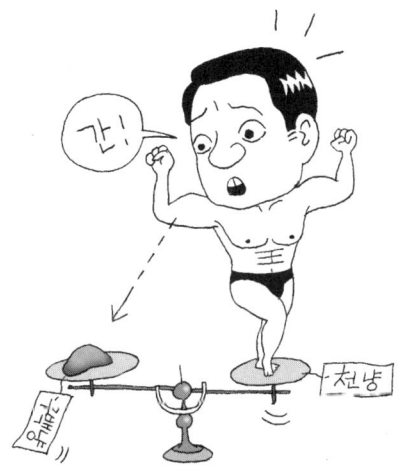

　한약에 대한 흔한 오해 중 하나는 장복하면 간에 해롭다는 것이다. 물론 이 말은 사실이 아니다.
　한약이건 양약이건 좋지 않은 약을 사용하면 간 수치에 악영향을 미치고 이와 반대로 도움이 되는 약을 사용하면 간에 도움이 된다.
　간 수치라는 것은 GOT, GPT라는 효소의 수를 말하는 것이다. 이 효소는 간에서 만들어지는 대사에 필요한 정상 효소이다. 간이 손상을 받으면 효소가 혈액으로 유입되는 현상이 생겨 수치가 높아지게 된다.

 이런 경우에는 간염, 지방간 같은 간질환이 의심되지만 일시적으로는 간염이 회복되면서 수치가 오르는 경우도 있다. 반대로 간경변이 진행되면 오히려 간수치가 떨어지기도 한다. 때문에 지나치게 어떤 수치에 집착하기보다는 꾸준히 간을 관리하는 게 중요하다.

 간의 건강은 우리 몸 전체의 건강과 매우 밀접한 관계를 가진다. 간의 기운이 막혀 기의 소통이 어려워지면 스트레스에 대처하는 능력이 떨어지고 온몸에 장애가 생긴다. 그래서 '우리 몸이 천 냥이면 간이 구백 냥'이라고 하는 것이다.

 간 기능이 떨어지면 스트레스에 대처하는 능력이 현저히 낮아지고 피로가 쉽게 회복되기도 어렵다. 의욕도, 성욕도 생기지 않고 소화도 잘 안되며 감기에도 잘 걸리게 된다.

 간은 소화액인 담즙을 분비하고 단백질이나 탄수화물, 지방을 대사시키고 글리코겐이나 지용성 비타민 등을 저장하며 혈액응고 인자를 만드는 등 수없이 많은 역할을 하기 때문이다.

 전립선염은 서구화된 생활환경과 식습관의 변화로부터 비롯된다. 사실 한의학에서는 전립선염 자체를 의미하는 병명은 없다. 다만 유사한 질병으로 산병(疝病), 고병(蠱病), 임병(淋病), 요탁(尿濁) 등을 들 수 있을 것이다.

 이 때 산병이란 회음부 쪽의 통증을 일으키는 질환을 일컫는 말이다. 또 고병이란 생식기의 기능을 저하시키는 것으로 하얀 분비물이 소변에 섞인다 하여 백음(白淫)이라 불렀다. 임병은 소변이 시원하지 못하고 동통이 동반되는 증상이다. 요탁은 말 그대로 소변이 맑지 못하고 탁한 것을 의미하는데, 적탁과 백탁 등 색으로 구분하였다.

때문에 한의학에서는 같은 전립선염이라 하더라도 그 증상이 어느 구분에 가장 가까운지를 염두에 두고 처방한다. 그런데 위의 증상에서 산병과 임병은 간과 밀접한 관련이 있다. 임병은 가장 기본적인 전립선염의 증상으로 간경습열과 방광열이 그 원인으로 알려져 있다.

한의학에서는 산전주간(疝專主肝)이라는 말이 있다. 산병은 간이 주관한다는 뜻인데, 전립선염 중 증상이 산병과 임병에 가까운 환자들은 이런 이유로 간의 치료가 그 기본이 된다. 방광과 신장 주변에 있는 전립선 질환을 두고 간을 치료해야 한다는 엉뚱한 생각은 어디서 나온 것일까?

한의학에서 보면 전립선은 5장 6부 중에서 신(腎), 방광(肪胱)에 해당하며 여기에 열이 생겨 전립선염 증상을 보이는 것으로 해석한다. 전립선이 좋지 않은 이유는 염증 때문이다. 이 염증은 열증(熱症)으로 분류되는데, 이처럼 신열(腎熱)이 발생하는 이유는 간 기능의 문제일 경우가 많다.

스트레스나 기타의 이유로 간열(肝熱)이 발생하고 이것이 심장으로 옮겨진다. 심장으로 옮겨진 열은 다시 신장으로 이동해 신열(腎熱)이 되는 것이다.

본래는 반대로 신열이 발생하거나 하초에 열이 생기더라도 심장으로 올라가 발산되고 하초는 차게 유지되어야 건강하다. 그런데 간열이 신열로 옮겨지면 그 열이 발산되기는커녕 아랫부분에 찌꺼기처럼 쌓이기 때문에 문제가 되는 것이다. 간의 기운이 막히는 것을 '간기울결(肝氣鬱結)'이라고 하는데, 분노를 표출하지 못하여 마음이 꽉 막힌 상태를 말한다.

이렇게 간경습열로 인해 간의 기 흐름이 원활하지 못하게 되면 신장과 방광에 나쁜 영향을 주게 되는 것이다. 또한 인체의 모든 부분은 간기(肝氣)의 도움을 받아야 뻗쳐 나갈 수 있다. 간은 곧 생명의 시발점이라 할 수 있다. 하초와 전음(前陰, 남성의 생식기) 역시 간기(肝氣)의 도움을 받지 못하면 기의 흐름이 막혀 울혈이 생길 수가 있는 것이다.
　육체적인 피로를 풀기 위해 보통 많이 쓰는 쌍화탕도 이 원리를 이용한다. 쌍화탕에는 작약(芍藥)이라는 약재를 많이 쓰는데 이것은 간의 경락으로 들어가 혈을 보충해 주고 기운이 잘 흐르도록 도와주는 역할을 한다.
　소리 없이 일하고 있는 간을 돌보지 않으면 전립선염의 근본적인 치유는 결코 이룰 수 없을 것이다.

신장, 방광을 통해 본 전립선염

전립선 환자들의 검진을 시작해 보면 기운이 무척 허약하다는 것을 알 수 있다. 물론 선천적으로 허약하게 태어나 면역 기능이 다른 이들보다 많이 떨어지는 경우도 있지만 요즘은 후천적인 이유도 만만치 않다.

처절하게 벌어지는 생존 경쟁에서 뒤쳐지지 않으려면 과로하지 말라는 의사의 말은 사치에 지나지 않는다. 선진국 문턱에 올라섰다는 지금까지도 우리나라의 주당 노동 시간은 세계 평균보다 10시간이나 길다. 한번 시작했다 하면 '끝'까지 가야 직성이 풀리는 우리의 음주 문화는 어지간한 사람을 허약한 체질로 만들기에 충분하다.

거기에 스트레스와 환경오염까지 더해지니 멀쩡했던 사람도 어지간히 자기 관리를 하지 않고서는 건강에 문제가 생기는 것은 시간문제이다. 신장의 기능이 약화되고 전립선 질환이 늘어나는 이유도 이와 무관하지 않다.

또한 과도한 성생활이나 잦은 사정을 뜻하는 방사과도(放射過度), 방노(房勞)로 인해 신장이 약해지기도 한다. 전립선염이 의심스럽다며 문의를 해 오는 사람들 가운데는 어렸을 때부터 자

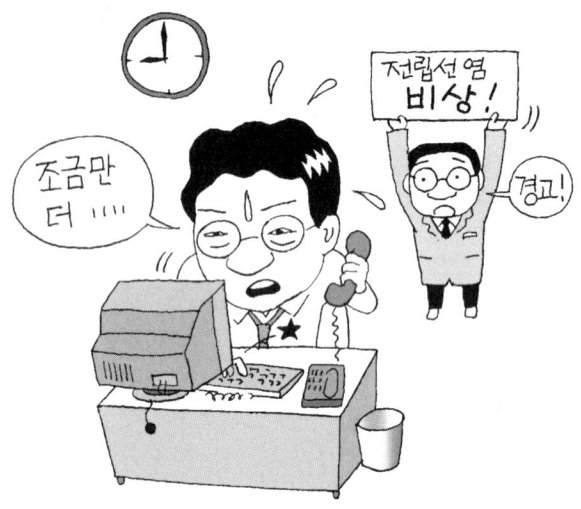

위를 심하게 했다는 사람들이 적지 않다. 심지어는 몇 년간 매일 세 번 이상 자위를 했다는 경우도 있을 정도다.

심한 자위나 무리한 성생활이 계속되면 신장과 방광의 정기에 손상이 가 체질이 약해지고 면역 기능이 떨어지게 된다. 또 그만큼 비뇨기계에 세균 감염 위험이 커지기 때문에 전립선염에 걸릴 확률도 높아진다.

이외에 오랜 지병으로 인해 비장, 신장의 기가 현격하게 떨어지는 경우도 있다. 이런 모든 것들을 한방에서는 비신허손(脾腎虛損)이라 하여 비뇨기계 질환의 원인으로 본다. 때문에 비뇨기계 질환의 가장 근본적인 치료는 신장에서 시작된다.

그런데 신장은 동서양에 따라 다소 차이가 있다. 서양의 신장은 네프론이라는 구조를 통해 노폐물을 걸러 내고 수분 및 염분을 조절하는 생리적인 신장을 말한다. 신장의 기능은 혈액이나 체액의 전해질, 산염기의 평행을 맞추고 혈압을 조절한다. 적혈구 형성을 돕고 호르몬 균형에 영향을 미치는 장기이다.

그러나 동의보감을 보면, 신장의 기능을 훨씬 더 확대시켜 생각한다. 신장은 수분대사를 관장하고(신주수, 腎主水) 뼈, 골수, 치아 등을 주관하며(신주골, 腎主骨) 허리를 관장하고(신주요, 腎主腰) 털을 관장하며(신주발, 腎主髮) 대소변을 주관하고(신주이음, 腎主二陰) 목소리를 관장한다(신주성음, 腎主聲音). 인체의 성장, 생식, 노화도 신장의 기운(신기, 腎氣)으로 결정된다.

때문에 많은 질병의 원인을 신장 기능의 이상으로 판단하는 것이다. 더구나 신장은 생식 기능을 담당하는 기관이기 때문에 성 기능이 저하되는 원인도 신장의 이상에서 비롯되는 경우가 많다.

전립선염의 진단에서 신장의 기능이 저하되었다고 보는 것에는 두 가지 관점이 있다. 급성 전립선염의 경우에는 신장, 방광 등에 습열이 쌓여 나타나는 경우가 많아 열을 제거하는 치료를 우선으로 한다.

하지만 만성의 경우에는 면역력 약화가 주된 원인이기 때문에 장기의 기능을 개선하는 치료를 우선으로 하며 여기에 염증을 제거하고 혈액 순환을 활발하게 하는 처방을 하는 것이다.

전립선염의 양방 진단과 치료

　전립선염의 진단은 다른 질환과의 구별, 치료를 위한 전립선염의 분류 등의 두 단계를 거쳐 이뤄진다.
　환자가 찾아오면 의사는 우선 증상이 비슷한 다른 질환(전립선 비대증, 전립선암, 요로 감염, 방광결석, 방광암 등)인지 아닌지의 여부를 검사한다. 이 때 소변 검사와 요배양 검사, 혈액 검사 등을 시행한다.
　전립선염을 진단할 때는 소변 검사만으로는 불충분하다. 따라서 항문에 손가락을 집어넣어 전립선을 마사지한 뒤 분비된 액을 현미경으로 정밀 진단하여 검사하게 된다. 경우에 따라서는 요세포 병리 검사와 조직 검사까지 하는 경우도 있다.
　또한 정낭염과 전립선 농양 또는 전립선 결핵과의 감별과 동반될 수 있는 전립선 내 물혹, 결석 유무를 확인할 목적으로 직장 초음파 검사나 전립선 조직 검사를 병행하기도 한다.
　전립선염은 전립선 마사지로 분비된 전립선액의 백혈구 수로 판정하게 된다. 의사들마다 판정 기준에 조금씩 차이가 있지만 고배율당 백혈구수 15개 이상인 경우가 기준이 된다.
　다른 질환이 아닌 것으로 확인되면 전립선염의 분류 과정으로 들어간다. 증상 점수표를 작성하고 소변 검사와 전립선액 검사를 통해 세균과 염증의 유무를 확인한다.

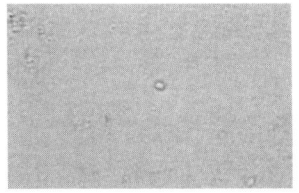 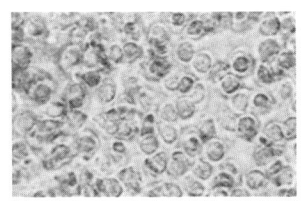

정상인 전립선액   전립선염 환자의 전립선액

세균 감염으로 인한 전립선염일 경우에는 항생제 치료를 받게 된다. 다만 일반 배양 검사에서 세균이 발견되지 않는 경우에도 항생제를 함께 사용하는 경우가 많다. 세균성 전립선염은 항생제와 함께 일주일에 2회 정도 전립선 마사지와 온수 좌욕을 시행하는 것이 좋다. 배농의 효과가 있기 때문이다.

항생제가 듣지 않는 경우에는 소염제를 쓰게 된다. 소염제는 전립선 내부의 염증을 억제해 증상을 호전시키는 효과가 있다. 하지만 소염제는 합병증 등의 염려가 있기 때문에 증상이 심할 때 단기간에 사용하는 것이 좋다.

이밖에 알파 차단제는 배뇨 증상을 개선하는 효과가 있으며 특히 만성적으로 전립선이 수축되는 환자에게는 효과적인 것으로 알려져 있다.

또한 온열 치료 방법이 사용되기도 한다. 직장이나 요도를 통해 전립선에 라디오파, 초음파, 극초단파, 레이저를 조사하여 열을 발생시켜 치료한다. 정상 세포는 섭씨 45도 전후하여 세포가 죽는 데 반해 염증 세포는 열에 민감하여 이보다 낮은 온도에서 죽는 원리를 이용한 치료 방법이다.

만성전립선염은 항생제를 투여해도 치료 효과가 별로 없는 경우가 많은데, 이는 전립선의 위치가 인체 깊숙한 곳에 있기 때문이다. 게다가 전립선은 약물이 잘 침투하지 못하는 세포로 구성되어 있어 장기간 약물을 투여하여도 재발되는 경우가 많다.

약물이 전립선 내에 효과적으로 전달되게 하기 위하여 직접 회음부나 항문을 통해 전립선에 항생제를 주사한다.

전립선염의 가장 큰 문제는 재발과 만성이다. 만성 전립선염이 전체 전립선염 가운데 85~90%에 이를 정도다. 만성 환자들은 매일 같이 통증에 시달려 삶의 질이 크게 떨어진다.

특히 세균 감염이 없는 데도 전립선염증이 재발하는 환자들의 심리적 고통은 이만저만이 아니다.

통증이 주변 근육을 수축케 하고, 근육의 수축이 통증을 낳는 악순환이 계속되면서 전립선염이 만성으로 진행된다.

원인균이 없는 데도 만성적인 통증과 배뇨 장애가 있다면 염증과 통증을 줄이는 약물 치료와 긴장된 전립선을 풀어 주는 전립선 마사지를 시행하는 한편, 회음부 근육을 이완시키는 운동과 찜질을 병행하는 것이 효과적이다.

전립선 비대증과 전립선염의 차이

　남자는 일생에 두 번 시간의 속절없음을 느낀다고 한다. 그 하나는 신문이 잘 보이지 않게 되는 원시(遠視)가 왔을 때이다. 또 하나는 좀처럼 소변을 보기가 어려워 화장실에서 바지춤을 잡고 끙끙거릴 때이다.
　그나마 화장실에서 끙끙거리는 것은 나을지도 모른다. 누워 있는 여자 곁에서 발기가 되지 않아 등을 돌리고 딴청을 피워야 할 때는, 아마도 남자로서 사망 선고를 받은 기분일 것이다.
　대부분의 남성은 나이가 들면서 소변의 힘이 없어지게 된다. 이것은 바로 전립선 비대증 때문이며, 주로 40~50대가 되면 나타나는 증상이다.
　전립선은 보통 35세 이상이 되면 점차로 비대해지기 시작한다. 때문에 50대의 50%, 60대의 60%, 80대의 80% 이상이 전립선 비대증이나 각종 전립선 질환에 시달리게 된다. 말하자면 일종의 노환인 셈이다.
　야간에 소변을 보는 것이나 일단 소변이 마려우면 참기 힘들다는 점에서 전립선 비대증은 전립선염의 증상과 비슷하다. 또 빈뇨(자주 소변을 보는 것), 잔뇨(소변을 보아도 끝이 시원하지

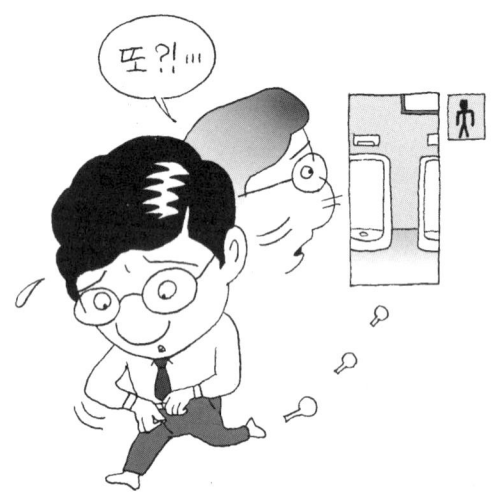

앓고 무언가 남아 있는 느낌이 드는 것), 요폐(소변이 배출되지 못하고 방광 속에 남아 있는 것) 등의 증상도 전립선염과 거의 비슷하다.

이 중 요폐는 소변이 아예 배출이 되지 않는 것으로 심한 경우 응급실로 가야 한다. 요도나 방광에 관을 삽입하여 직접 소변을 뽑아내야 하는데, 대부분의 환자가 응급실을 찾는 이유가 바로 이 요폐 때문이다.

나이가 들면 전립선 내부에 비대성 병변이 생기기 때문에 대부분의 전립선은 커진다. 사실 의학 용어로 말하면 전립선 증식이란 표현이 더 맞다. 비대성 병변이란 세포의 수는 늘지 않았는데 크기만 커진 상태를 말하는 것으로 전립선 비대증은 세포의 크기와 숫자가 함께 늘어난 경우이기 때문이다.

하지만 전립선이 그저 커졌다고 무조건 비대증 판정을 받는 것은 아니다. 요도가 압박되어 소변 줄기가 가늘어지고 통증이 있으며 야간뇨나 빈뇨 등의 증상이 있어야 비대증으로 판정 받는다. 소변이 항상 방광에 남아 있어 시원하지 않으며 방울방울 나와 팬티를 적시게 되면 비대증이 온 것으로 판단한다.

전립선 비대증 역시 전립선염과 마찬가지로 정확한 원인이 규명된 것은 아니다. 다만 호르몬에 의한 것으로 알려져 있으며 고혈압 환자나 키가 큰 사람일수록 잘 나타난다는 특징이 있을 뿐이다.

전립선 비대증이 심해지면 소변이 막혀 방광이 과도하게 팽창되고 방광 기능이 아예 망가질 수도 있다. 또 방광 결석이나 방광 게실, 요로감염, 신장기능 상실이나 신우신염 등의 합병증을 유발할 수도 있다.

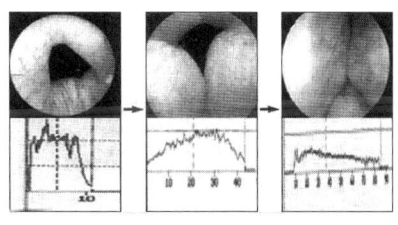
〈전립선이 비대해지면서 배뇨의 속도가 떨어지는 것을 그래프에서 확인할 수 있다.〉

전립선 비대증의 치료는 양방에서는 기능적 폐색을 약화시키는 알파 차단제나 증식된 조직을 퇴화시키는 5-알파 환원 효소 억제제 등의 약물 치료를 한다. 약물 치료에 효과가 없거나 전립선 증식에 의한 합병증이 있을 때는 전립선 경요도 절제술 등의 수술 요법을 시행한다.

한의학에서는 전립선 비대증을 하초허냉증, 혹은 신기허냉증이라 하여 신장과 방광의 기가 약해져 발병하는 것으로 보고 있다. 때문에 원인 치료를 그 중심으로 한약 처방을 주로 내리게 된다.

2004년 이상 문학상 수상작인 김훈의 '화장' 이라는 소설에는 전립선 질환에 걸린 남자의 허탈한 인생이 고스란히 녹아 있다. 아내가 병으로 세상을 떠나고 몰래 짝사랑하던 젊은 여인이 먼

외국으로 떠난 그에게 잔인한 전립선염만 남아 고통을 준다. 전립선염에 의한 배뇨의 통증과 요폐의 무게는 삶의 고통스런 이별과 쓸쓸함이 남긴 잔재이기도 하다.

사람이 전립선 질환에 걸리면 키우던 개도 전립선을 앓는다는 말이 있다. 이것은 주인과 개가 결국 같은 음식물을 섭취한다는 것에서 기인한 말이다. 그만큼 음식물의 섭취가 전립선의 상태와 큰 연관이 있으며 식생활의 서구화와 함께 전립선 질환의 비율이 서양처럼 높아지고 있다는 것은 결코 우연이 아닐 것이다.

팔보쾌통환

50대 이후에 늘어나는 전립선 비대증 치료를 위해 항상 복용해야 되며, 특히 전립선 비대증으로 나타날 수 있는 성기능 감퇴의 예방적인 측면과 치료적인 측면에서 상시 복용할 수 있는 약물.

- 피로, 권태, 소변 장애, 전립선 비대를 치료하며 전립선을 강화시킵니다.
- 전립선이 튼튼해지며 자연스럽게 정력이 보강됩니다.
- 건망증, 신경쇠약, 백내장, 이명, 난청, 노인성 방광염, 노인성 요통에 좋습니다.

전립선염의 시작, 비임균성 요도염

전립선염의 다양한 원인 중 우선적인 원인으로 꼽는 것은 바로 요도염 등과 같은 요로계의 감염이다. 요로계의 감염 이후 전립선염이 생기는 경우를 많이 볼 수 있기 때문이다.

이러한 요도염은 주로 성적 접촉에 의해 감염된다. 때론 불결한 목욕탕이나 수건 등이 원인이 될 경우도 있지만 대체적으로 섹스를 통해 비임균성 요도염에 감염되게 된다.

성 관계 후 감염에 의해 나타나는 비임균성 요도염은 임질균 이외의 원인에 의해 요도에 염증이 발생하는 것을 말한다. 이런 비임균성 요도염은 보균자뿐만 아니라 무증상 보균자라 할지라도 구강, 항문, 질내 성교 등을 통해 감염된다. 또 타액이나 직접적인 분비물의 교환이 없어도 전염될 가능성도 있다.

가장 흔한 원인은 클라미디아균이며 요도염 환자의 약 20% 정도에서는 원인균을 밝혀 낼 수 없다. 비임균성 요도염은 요도에만 발생하는 것이 아니다. 구강이나 항문의 점막 등에 감염되어 목감기나 편도선염을 유발시킬 수 있고 직장 감염을 유발하기도 한다. 요도염은 세균성 전립선염으로 발전할 가능성이 크고 부고환염이나 요도 협착, 결막염과 피부 질환을 일으키게 되

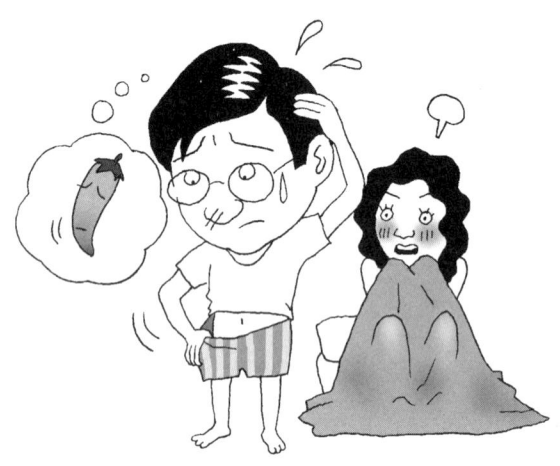

므로 반드시 완치해야 한다.

요도염은 특히 핑퐁 감염의 위험이 있다. 남자 쪽에서 치료를 완료해도 여자에게 원인균이 있으면 성 관계를 통해 균이 탁구공처럼 왔다 갔다 하면서 계속적으로 반복 감염되는 것을 말한다.

이처럼 재발의 가능성이 무척 높기 때문에 반드시 성 파트너와 함께 치료를 받아야 한다. 만성 전립선염 환자의 경우는 요도염이 주기적으로 반복 감염되는 증상을 보이기도 한다.

일반적으로 임질균은 성병으로 분류되며 페니실린으로 치료가 가능한데, 비임균성 요도염은 페니실린이 듣지 않은 그 외의 균을 부르는 것으로 다소 모호한 경우가 있다. 대체적으로 클라미디아가 가장 일반적인 원인균으로 알려져 있으며 임질균이 원인이라 할지라도 클라미디아 치료제를 함께 쓰는 것이 효과적이다.

비임균성 요도염은 소변이나 전립선액 등 요도 분비물을 통해 검사하게 된다. 대부분의 염증 세포는 단순 현미경 검사로도 쉽게 식별이 되기 때문에 비교적 쉽게 검사 결과를 알 수 있다. 하지만 현미경 검사에서 염증 세균이 식별되지 않는 경우에는 특수 염색, 균 배양 검사, 유전자 증폭 검사(PCR) 등의 분자유전학적인 검사를 실시해야 한다.

요도염은 남성뿐 아니라 여성도 감염될 수 있다. 여성의 경우 질 분비물이 증가하고 가려움이나 화끈거림, 출혈, 통증을 동반할 수 있는데 증상이 없는 경우가 더 많다. 반면 남성은 배뇨 과정에서 요도가 찌릿하고 만져 보면 평소와는 다른 아픈 느낌이 들게 된다.

또 평소와 다른 분비물이 묻어나고 소변을 볼 때 막혀 있던 것이 열리는 듯한 느낌과 함께 유난히 요도 끝이 빨갛게 부어 있고 분비물을 볼 수도 있다. 특히 성 관계 후 며칠 안에 요도가 불편하고 가려우며 분비물이 나올 수 있다.

비임균성 요도염이나 임균성 요도염이나 그 증상은 비슷하다. 배뇨할 때의 불쾌감과 요도의 가려움증, 점액성 요도 분비물 등이 그것인데, 임질에 비해 비임균성 요도염은 잠복기가 길고 분비물이 하얗게 나오는 경우가 많다.

비임균성 요도염은 원인균에 따라 올바른 처방제를 사용하는 것이 가장 중요하다. 대부분은 완치가 되지만 섹스 파트너가 함께 치료를 받지 않으면 대부분 재감염되므로 부부 등이 함께 치료받는 것이 원칙이다. 여성에게는 증상이 없을 수 있는데, 그냥 방치해 두면 후에 합병증이 올 수 있어 무척 위험하다.

요도염의 가장 큰 적은 술이다. 술은 신체의 면역력을 약화시키기 때문에 세균의 번식을 증가시켜 병을 악화시키게 된다. 치료를 받을 때는 치료가 종결될 때까지 가급적 성 행위를 하지 않는 것이 좋다. 다만, 치료를 소홀히 하지 말고 치료의 종결은 의사의 진단에 따르는 것이 바람직하다.

쉽게 치료가 되지 않는 경우에는 내성을 갖고 있는 균에 의한 감염이거나 다른 균에 의한 동반 감염일 수 있으므로 꼭 의사에게 알리고 정밀한 진단으로 대책을 세우는 것이 적절하겠다.

비임균성 요도염 원인균

1. 클라미디아(Chlamydia trachomatis)
2. 유레아플라스마(Ureaplasma urealyticum)
3. 마이코플라스마(Mycoplasma genitalium, Mycoplasma hominis)
4. 트리코모나스(Trichomonas vaginalis)
5. 칸디다(Candida albicans)
6. 헤모필루스(Haemophilus vaginalis, Haemophilus parainfluenzae) 1%미만
7. 대장균(E.coli)
8. 포도상구균(Staphylococcus sp.)
9. 연쇄상구균(Streptococcus sp.)
10. 헤르페스(Herpes simples virus)
11. 아데노바이러스(Adenovirus)

공포의 암, 전립선암

　우리나라 남성들에게 전립선암이 공포의 암으로 등장하고 있다. 남성 암 중 아직 5위에 불과하지만, 연평균 12.1%의 가장 높은 증가율을 보이고 있기 때문이다. 흔히 발생되는 병은 아니지만 해마다 사망자 수가 증가하고 있다.
　미국이나 유럽에서는 남성 암 중 30% 이상을 차지하는 게 바로 전립선암이다. 남성 암 발생률 중에서 1위이며, 암으로 인한 사망 원인 중에서는 폐암에 이어 2위를 차지하고 있다.
　전립선암은 말 그대로 전립선에 발생하는 암으로, 50세 이후 60~70세에 많이 발생하는 남성만의 병이다. 전립선 비대증이 전립선에 발생한 양성 종양이라면, 전립선암은 전립선염에 생긴 악성 종양을 말한다. 이것은 암 조직이 인체의 어디든 다른 곳으로든 전이될 수 있다는 말이다.
　전립선암이 발생하는 1차적인 원인은 노화(老化)이다. 전체 환자의 5~10% 정도에서 가족 병력이 나타나고, 육식 위주의 서구식 식생활로 인해 발병률이 높아지는 걸로 알려져 있다. 따라서 가족 병력이 있는 30~40세 이상 남성은 반드시 정기 검진을 받아야 할 필요가 있다.

전립선암의 발생률과 사망률은 인종 간에 많은 차이가 있다고 한다. 전립선암의 발생률은 동양인에서 가장 낮고 스칸디나비아인에서 가장 높다. 미국에 거주하는 흑인은 진단 당시에 이미 암이 진행되어 있고 그 진행된 정도가 비슷하다고 해도 백인보다 생존률이 낮다고 한다.

전립선은 남성 호르몬의 영향을 많이 받는 장기이다. 동물 실험에서 쥐에게 발암 물질을 투여한 뒤 한쪽은 남성 호르몬을 주고 다른 쪽은 안 준 경우, 남성 호르몬을 투여한 쪽에서 전립선암이 많이 발생했다. 하지만 사람의 경우, 전립선암에 대한 호르몬의 영향을 아직 정확히 밝혀지지 못했다.

전립선암은 간단한 혈액 검사(PSA)와 직장 수지 검사, 경직장 초음파 검사를 통해 진단이 가능하다. 대개 노인에게서 발병하는 데다 진행 속도가 워낙 느려 치료하지 않아도 된다는 속설까지 있긴 하지만 그것은 위험한 생각이다.

때때로 전립선암이 급격히 악화되는 경우도 발견되므로 가능한 한 적극적인 마음 자세로 치료를 받아야 한다. 조기에 발견한다면 생명에 영향을 주지 않는 범위 내에서 치료가 가능하기 때문에 조기 검진이 꼭 필요하다. 실제로 다른 장기로 전이가 되지 않은 전립선암 환자의 85~90%가 수술을 받으면 10년 이상 생존할 수 있다. 또 방사선이나 냉동 치료를 받아도 70% 정도가 10년 이상 생존한다.

미국암학회에서는 전립선 암 예방을 위해 채식 위주의 건강식을 다양하게 섭취하라고 권장하고 있다. 빨간 육질의 고기는 지방 함량이 높으므로 섭취량을 줄이고 채소나 과일은 1주일에 5번 이상 섭취하도록 하고 있다. 또 빵이나 시리얼, 곡물류, 쌀,

면, 콩 등을 추천했다.

  암을 예방하고자 하는 사람들은 토마토와 같은 신선한 야채를 섭취하고 함께 30분 정도의 유산소 운동과 적절한 성생활을 유지하는 것이 도움이 된다. 전립선염이나 전립선 비대증은 전립선암과 관계가 없으므로 걱정할 필요가 없다.

전립선염이 맞긴 맞는 거요?

벌써 20년 가까운 세월 동안 전립선염을 앓아온 분이 한의원을 찾아왔다.

그는 한때 발병했던 급성 세균성 전립선염을 치료받은 후, 10년 전 사업을 새로 시작하면서부터 다시 증상이 재발하여 비뇨기과를 찾았었다. 만성 전립선염에 대해 잘 모르던 시절이라 그전에 치료받았던 대로 항생제 먹으면서 주사 요법을 같이 받았던 것이다. 예전에도 별 것 아니라고 생각했기 때문에 증상이 금방 호전되리라고 믿었다. 그런데 그렇지가 못했다.

우선 가장 큰 원인은 예전에 쉽게 발견했던 세균이 발견되지 않는다는 것이었다. 세균은커녕 염증 소견조차 없었다. 그러니 기본적으로 처방하는 항생제들이 들을 리가 만무하였다. 약을 먹고 주사를 맞아도 증상은 좀처럼 좋아지질 않는 것이다.

때문에 갖가지 검사를 다 받아 보고 유명하다는 병원은 안 다녀 본 곳이 없을 정도였다. 하지만 증상은 좀처럼 나아질 기미를 보이지 않았다. 울며 겨자 먹기로 통증이 심할 때마다 병원을 가지 않을 수가 없었는데, 유일한 해결책은 진통제로 잠시 고통을 멈추는 것뿐이었다. 더욱 기가 막혔던 것은 한동안 열심

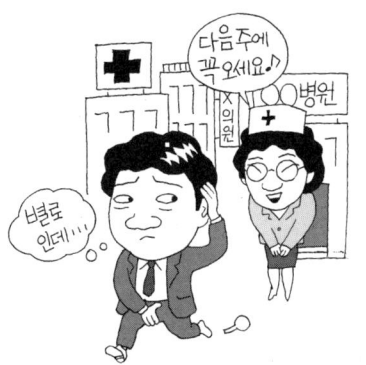

히 치료해 주던 의사들도 시간이 갈수록 노골적으로 '이제 그만 찾아왔으면…' 하는 눈치를 보내더라는 것이다.

영도한의원을 처음 방문했을 때까지도 그는 자신의 병명을 의심하고 있었다. 전립선염이 아니라 무슨 희귀병인데 전립선염으로 착각하는 것은 아니냐며, 안 그러면 어떻게 이렇게 안 나을 수가 있느냐고 반문했다.

시원쾌통탕 처방을 받은 후 다시 한의원을 찾아온 그는 신기하고 고맙다는 말과 함께 그동안 순 엉터리 검사와 진료를 받았다며 분개하였다. 그렇지 않다고, 처음의 진단이 무엇보다 중요하다는 말씀을 드려도 막무가내였다.

물론 그 분이 심정이 이해되시 않는 것은 아니다. 하지만 세균도 염증도 없는데 통증을 호소하는 환자를 대하는 의사들의 심정도 충분히 이해가 된다. 비뇨기과적인 진료에서 통증의 원인이 될 만한 아무런 소견도 발견되지 않는데 환자가 계속적으로 통증을 호소한다면 진통제 외에는 현재까지는 별다른 대안이 없는 것이 사실이다.

그러니 만성 전립선염 환자들의 대부분이 병원과 사이가 안 좋아지고 불친절하다고 느끼는 것은 어쩌면 당연한 결과이다. 그럼에도 불구하고 전립선염은 무엇보다도 초기 진단이 중요하다. 세균성 전립선염의 경우 초기 발견과 꾸준한 항생제 투여가 이루어져야 완치가 가능하며 증상이 조금 호전된다고 방치하게 되면 만성 전립선염으로 발전하거나 재감염이 반복적으로 이루어지는 경우가 많다.

또 한방의 치료에 있어서도 병원의 진단은 치료를 하는데 중요한 척도가 된다. 한방 치료에서는 염증의 정도나 백혈구 수치, 각 기관의 상태 등을 정밀 진단할 수가 없는데 이 역할을 양방으로 대치할 수가 있기 때문이다. 우리 병원이 양·한방 협진을 하는 가장 큰 이유가 바로 이것 때문이다.

양방의 검진과 치료를 바탕으로 처방을 하게 되면 훨씬 빠른 시기에 안정적으로 전립선염을 완화시킬 수가 있게 된다.

전립선염의 진단은 우선 일반적인 다른 병과 마찬가지로 병력 청취로 시작된다. 과거 요도염이나 요로 계통의 질병 여부와 주로 앉아서 일하는 직업인지의 여부 그리고 우울증 등 정신적인 문제는 없는지에 대해 듣는 것으로 이것은 병의 치유 기간 및 효과에 절대적인 영향을 미치기 때문이다.

여기에 덧붙여 미국 국립 보건원의 만성 전립선염 증상 점수표를 이용하여 증상 변화를 객관화한다. 이 점수표가 완벽하다고는 할 수 없지만 충분히 검증을 마쳤으며 모범적인 평가 도구로 인정되고 있다. 국내에서도 대한전립선학회와 대한배뇨장애학회의 인정을 받고 있다.

만성 환자의 경우 '닥터 쇼핑' 이라 하여 여러 의사들을 전전하며 검진을 받은 후 의사의 진단보다는 스스로 처방을 내리거나 보조 치료제만으로 완치를 꿈꾸는 경우도 있다. 물론 오랜 기간 호전되지 않는 투병 생활 끝에 내린 결론이겠지만, 무엇보다 인내심을 가지고 전문의를 찾아 꾸준히 치료받는 것이 완치에 이르는 가장 빠른 길이라 할 것이다.

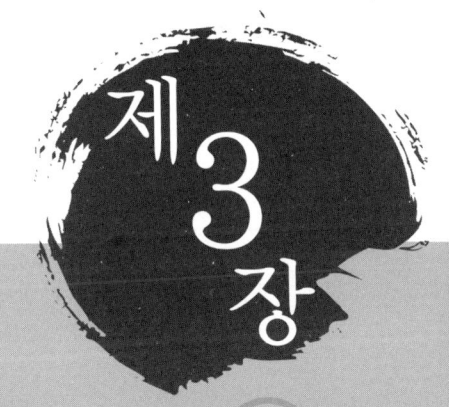

제3장

치료와 예방

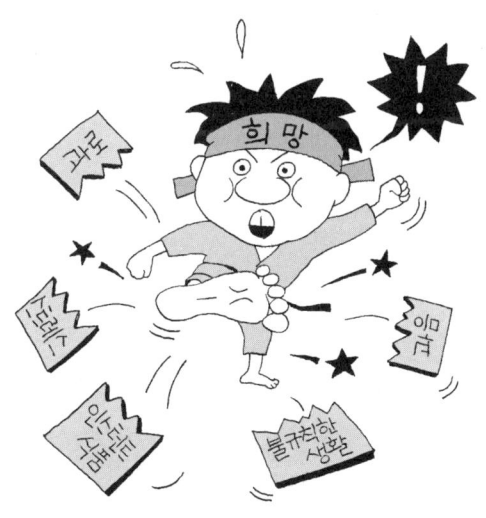

희망, 가장 좋은 전립선염 치료제

　만성 전립선염을 앓고 있는 환자들의 대부분은 보조 영양제와 함께 거의 의무적으로 항생제를 복용하게 된다. 그런데 이 항생제는 내성을 키우는 것뿐만 아니라 위나 장에도 몹시 좋지 않다. 더욱이 위장 장애를 일으켜 더 큰 질환의 원인이 되는 경우도 있기 때문에 주의를 기울여야 한다.
　사실 우리나라처럼 항생제 처방이 많은 국가도 드물다. 때문에 항간에서는 제약 회사와 병원 간의 음모설이 나돌 정도로 항생제에 대한 거부 반응이 크다. 무엇보다 항생제의 위험한 부분은 내성과 위장 장애이다. 하지만 현재로써는 전립선염을 치료하는 데 가장 효과적인 방법이 항생제 치료이기 때문에 어쩔 수 없이 울며 겨자 먹기로 복용해야 하는 경우가 많다.
　만성 전립선염 환자들의 대부분이 호소할 만큼 전립선염의 치료가 어려운 이유는 무엇일까? 무엇보다 가장 큰 이유는 전립선의 조직 때문이다. 전립선은 복잡한 형태의 특수 지방 세포로 이루어져 있는데, 이 때문에 항생제도 선택적으로 사용할 수밖에 없고 기간도 길어지게 되면서 치료가 힘들어지는 것이다.
　여기에 클라미디아, 유레아 플라스마 등과 같은 전립선염의

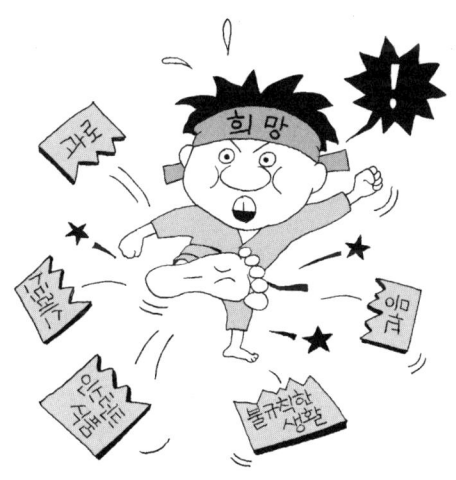

원인균을 규명하는 것이 어려워 치료를 더 힘들게 한다.

전립선이 약해져서 소변의 역류를 잘 막지 못하는 것도 재감염이 자주 반복되는 원인이다. 간혹 기생충이나 바이러스의 감염에서 전립선염이 발생하는 경우 일반 항생제로는 치료가 불가능하기 때문에 치료가 어려워지고 검사 과정이 길어지게 된다.

여기에 더하여 치료에 대한 불신, 증상이 길어지는 데서 오는 우울, 불안 등으로 스트레스가 많아지게 된다. 치료에 대한 불신 때문에 스스로 항생제를 처방하거나 의사가 권유하는 약물을 더 이상 먹지 않는 경우도 많다. 또 원활하지 못한 성생활도 증상을 악화시키는 요인으로 작용한다.

일상생활에서 사람의 몸을 괴롭히는 요소는 너무도 많다. 각종 인스턴트식품과 공해, 어쩔 수 없는 과로와 과음, 불규칙한 식생활에서 오는 영양의 불균형과 오염으로 인한 각종 알레르기 그리고 현대인들이 받는 과도한 스트레스까지 모든 것들이 전립선염을 악화시키는 이유로 작용하게 된다.

하지만 전립선염은 증상이 심하다 해도 생명을 위급하게 만드는 질병도 아니다. 그러므로 반드시 완치된다는 믿음을 갖고 스스로의 스트레스를 줄이면서 끈기와 인내로 보살핀다면 치료될 수 있다.

희망이 가장 좋은 치료제이다.

전립선염 예방 10계명

1. 小怒多笑 (소노다소)   화를 적게 내고 많이 웃어라
2. 小煩多眠 (소번다면)   고민을 적게 내고 많이 자라
3. 小慾多施 (소욕다시)   욕심을 적게 내고 많이 베풀어라
4. 小言多行 (소언다행)   말을 적게 하고 많이 행하라
5. 小承多步 (소승다보)   차를 적게 타고 많이 걸어라
6. 小衣多浴 (소의다욕)   옷을 적게 입고 자주 목욕하라
7. 小食多定 (소식다정)   음식을 적게 먹고 많이 명상하라
8. 小肉多菜 (소육다채)   고기는 적게 먹고 야채는 많이 먹어라
9. 小糖多果 (소당다과)   단것을 적게 먹고 과일은 많이 먹어라
10. 小厚多薄 (소후다박)   진한 음식은 적게 먹고 담백한 음식은 많이 먹어라

튜나 요법이 미워요!

전립선염 치료에는 항생제 투여와 전립선 마사지가 일반적이지만 최근 들어서는 튜나(TUNA) 요법이 주목을 받고 있다. 튜나는 요도를 통해 열침으로 이상이 생긴 조직을 녹인다는 뜻으로, 목표가 되는 조직에 약 100도 정도의 고온을 가하여 괴사시키는 시스템이다.

즉, 국소 마취를 한 다음 요도에 기구를 넣어 요도 내시경을 보면서 전립신에 침을 찌른 후 방사주파(Radio Frequency)란 열 에너지를 가해 염증 세포를 파괴하는 방법을 말한다.

이 튜나 요법은 1990년대부터 전립선 질환 치료에 쓰이기 시작하여 지금은 전 세계적으로 전립선 비대증과 급성·만성전립선염 치료에 활발히 사용되고 있다.

요도를 경유하여 전립선 조직을 칼로 도려내는 경요도적 전립선 절제 수술의 경우처럼 환부 자체를 잘라 내는 것이 아니므로 국소 마취만으로 시술할 수 있으며 단 한 번의 치료 후 곧바로 귀가하여 일상생활을 할 수 있는 것도 이점이다.

하지만 튜나 요법 역시 항생제 치료와 함께 더불어 가장 많은 논란이 되고 있는 치료 방법이다. 튜나 요법을 받은 많은 사람들에게서 후유증으로 성기능 장애가 나타난다. 또 치료가 된다고 하더라도 거의 대부분 재발하며, 재발될 경우 증상이 더욱 악화되는 경우가 많다.

튜나 요법을 시술받은 환자 가운데는 시술을 받은 후 성기능이 50% 정도나 감소되었다고 호소하는 경우도 있다. 또 조금만 스트레스를 받거나 과음을 하면 어김없이 재발하는데 증상이 훨씬 더 심해지는 경우도 적지 않다.

몇 년 간 전립선염으로 고생하다가 결국 의사의 권유로 튜나 요법을 받은 한 환자분이 계셨다. 그는 자신이 튜나 요법의 부작용에 대해 알고 있었다면 절대 받지 않았을 것이라고 하소연했다. 주변에서 튜나 시술을 받으려는 사람이 있다면 절대적으로 말리고 싶다는 것이다.

이 분의 경우 다행히도 시원쾌통탕 두 제를 처방 받으신 후 새벽에 발기가 될 정도로 성기능이 좋아지고 심하던 사정통도 사라졌다. 또한 조루 증상도 상당히 호전되었다고 한다.

지금 이 분께서는 술과 담배를 끊고, 올바른 생활 태도를 통해 숙면을 취하며, 식이요법과 운동을 병행하며 전립선염을 극복하기 위해 노력하고 계신다. 거듭하는 말이지만 전립선염을 극복하고 싶다면 건강한 생활 태도를 유지해야 한다는 것이다. 무엇보다 음주, 흡연을 삼가하고 가급적 스트레스를 받지 않는 생활환경을 조성하는 것이 급선무이다.

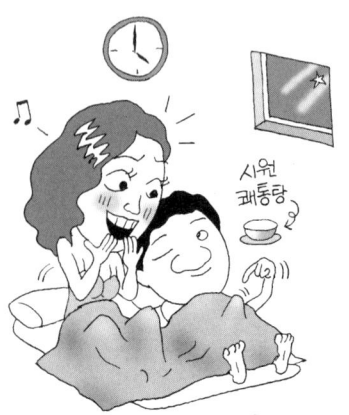

건전한 성생활은 예방의 기본

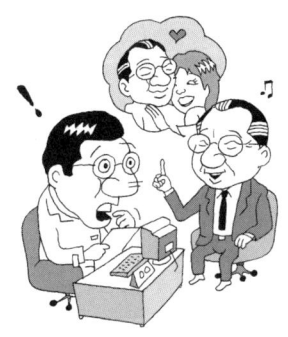

예전에 60대의 한 환자분이 한의원을 찾아온 적이 있었다. 진료실로 들어 오시자마자 하신 말씀이 "아, 그 때 내가 그 짓만 하지 않았더라도……."이었다. 연세도 많으신 데다가 오래 전의 일이라서 별다른 거리낌 없이 말씀을 하시는 듯했다.

아마 불건전한 성 관계를 가진 뒤 발생한 요도염이 문제가 된 듯했다. 워낙 오래 된 일이라 기억을 잘 하시지는 못했지만, 요도염이 문제가 돼서 전립선염으로 발전을 한 경우였다.

아무튼 그 후로 이 환자분께서는 전립선 때문에 어지간히 고생을 하신 것 같았다. 최근에는 잔뇨감과 아랫도리가 축축하게 젖어 들어가는 낭습, 회음부의 뻐근한 증상 등이 나타나고 전신 근육이 쑤시며 얼굴이 심하게 붓는 증상이 동시다발적으로 나타나고 있었다.

사실 전립선염을 예방하는 데 있어 가장 중요한 것 중의 하나가 건전한 성생활이다. 전립선염 환자들을 대상으로 조사를 해 보면 과거 요도염 병력이 있던 경우가 60% 이상이나 된다.

성 관계를 통한 원인균 전염에 의해 전립선염이 발병하는 것이 가장 일반적인 사례로 알려져 있는 만큼 건전하고 위생적인 성생활은 예방의 기본 중의 기본이다.

물론 요도염이 있다고 무조건 문란하거나 불건전한 성생활을 했다는 건 아니다. 하지만 비위생적인 상태에서 관계를 갖거나 파트너가 여러 명인 사람의 경우는 요도염 발병률이 훨씬 높아질 수밖에 없다.

보통 남성들은 여성의 외모가 깨끗하면 몸도 청결할 것으로 생각한다. 하지만 여성의 대부분은 질 속에 병원균을 갖고 있으며 적지 않은 수가 성병균 보균자이다. 이런 상황에서 여러 사람과 관계를 갖게 되면 그 숫자만큼 감염의 위험이 배가 되는 것이다.

그렇다고 상대하는 여성이 깨끗할까 그렇지 않을까를 고민하라는 말은 아니다. 원칙을 지키면서 자신이 사랑하는 사람과 상식적인 성 관계를 나누는 것이 가장 훌륭한 예방법일 것이다.

이 분께는 뭉쳐진 근육과 어혈을 전침과 부항으로 풀어 드리고 약을 처방해 드렸다. 그러면서 '제일 중요한 건 피곤하지 않게 지내시는 것'이라고 몇 번이나 말씀드렸다. 직업을 갖고 일을 하시는 분은 아니었지만 활동력이 좋으셔서 혹시 몸을 피곤하게 만드시진 않을까 하는 노파심에서였다.

전립선염이 발병되면 치료와 더불어 건강한 생활 리듬을 유지하는 것이 중요하다. 피로하고 스트레스가 많으면 면역 기능이 떨어져 질병이 악화되고 치료도 그만큼 지연되게 된다. 또 이런 생활 태도는 전립선염을 예방하는 데도 가장 중요한 것이다.

면역력 강화 프로젝트

    적당한 운동과 규칙적인 생활은 전립선 기능의 건강을 유지시키고 면역력을 높여 모든 종류의 염증 질환을 예방할 수 있다. 특히 여러 종류의 운동 중에서 가장 면역력에 좋은 운동은 바로 심폐 운동 즉, 걷기다.
    보통보다 약간 빠른 속도로 숨이 살짝 가쁠 정도의 걷기는 심폐 기능을 강화하여 면역 글로불린A의 분비를 촉진시켜서 면역력을 강하게 만든다. 여기에 가벼운 근력 운동을 하나쯤 더 해준다면 금상첨화다.
    특히 전립선염에서 걷기 운동은 면역력을 강화시키고 심폐 기능을 좋게 하는 것 외에도 전립선 주위 근육의 긴장을 풀어 주고 요통과 골반통에도 도움을 주기 때문에 적극 추천되고 있는 운동이다. 걷기 운동은 비만, 요통, 관절염 등 거의 모든 분야에서 좋은 운동으로 추천 받고 있는 훌륭한 운동이다.
    또한 규칙적인 생활이 건강의 기본인 것은 누구나 알고 있을 것이다. 이 규칙적인 생활의 가장 큰 핵심은 바로 올바른 수면 즉, 숙면을 취하는 것이다. 숙면이 성장 호르몬이나 면역력과 밀접한 관련이 있는 것은 이미 해외에서도 여러 연구를 통해 검

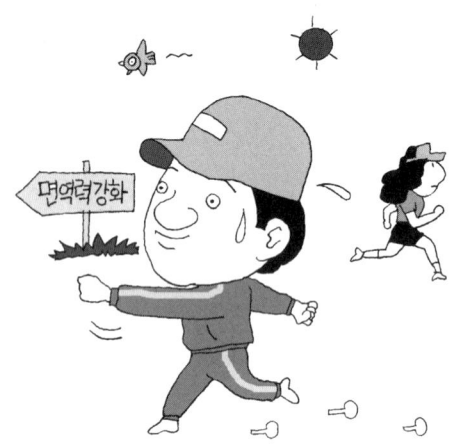

증된 바 있다.

　숙면은 뇌의 피로를 풀어 스트레스에서 벗어날 수 있게 도와주며 우리 몸에서 세균 등 침입자에 대한 가장 강렬한 저항이 일어나는 시간도 바로 숙면을 취할 때이다. 때문에 숙면이 곧 치료가 된다. 우리 몸의 면역 물질은 졸음을 유발시키는 것으로 알려져 있는데, 졸린다는 것은 곧 우리 몸이 피로하며 체내로 들어온 이물질과 전투를 벌여야 한다는 뜻이기도 하다.

　숙면을 위해서는 규칙적인 생활이 필수이다. 특히 아침 일찍 일어나 첫 햇살을 받는 것은 우리 몸의 생체 시계를 원활하게 유지시켜 준다. 이 첫 햇살을 기준으로 14~16시간 이후에 졸음을 느끼게 된다. 따라서 11시 이후에는 잠을 자야하고 7시 이전에 일어나는 것이 좋다.

　원래 전립선 질환은 흔한 병이 아니었다. 하지만 급속도로 증가하는 것은 의자에 앉아 있는 시간이 길어진 생활환경과 더불어 서구적인 식생활의 변화가 그 원인으로 꼽히고 있다. 특히 육식 위주의 기름진 음식은 전립선 질환뿐만 아니라 모든 성인병과 비만의 기초가 된다. 현대인에게 비만은 성인병 등 만병의 근원이며 면역 기능이 떨어지는 주요 원인 중 하나이다.

때문에 채식 위주의 식단으로 전립선염 등의 여러 질환의 위험에서 벗어날 수 있으며 균형 잡힌 식단이 필요하다. 여기에 하루 세 번 규칙적으로 식사를 하는 것이 면역력에 도움을 준다. 특히 피로감과 스트레스를 줄이기 위해서는 아침 식사를 거르지 않는 것이 좋다.

신체적으로 아무 이상이 없더라도 정기적으로 비뇨기과를 찾아 검진을 받아 보는 것이 좋다. 만약 잠자는 도중 소변을 보러 가는 일이 잦거나 가족 중 전립선염 등 염증 질환자가 있는 경우에는 매년 정기 검진을 받아 보도록 권장하고 있다. 그렇지 않더라도 50세 이상이면 누구나 일 년에 한 번 정도 전립선 검진을 받는 것이 바람직하다.

Tip

대한비뇨기과 학회의 전립선 건강을 지키기 위한 십계명

1. 규칙적인 생활과 충분한 휴식을 취한다.
2. 스트레스에 효과적으로 대처한다.
3. 과음 및 과로, 오래 앉아 있는 것을 피한다.
4. 겨울에는 몸을 따뜻이 하고, 온욕을 자주 한다.
5. 육식을 줄이고 채식 위주의 식생활을 한다.
6. 토마토, 두부, 마늘, 녹차 등을 많이 섭취한다.
7. 저녁 식사 후에는 가급적 수분 섭취를 줄인다.
8. 음주 후에는 수분을 충분히 섭취한다.
9. 매일 30분 이상 빠른 속도록 걷고, 골반 체조를 매일 규칙적으로 한다.
10. 야뇨 증상, 가족력이 있는 45세 이상의 남성, 가족력이 없는 50세 이상 남성은 매년 전립선 검진을 받는다.

스트레스를 피하라

'스트레스'라는 용어는 1900년대 초반 인간의 생리 및 심리적 변화를 유발하는 상황을 정의하기 위해 처음 사용되었다. 하지만 스트레스는 그 형태가 매우 다양하기 때문에 정의하기가 힘들고, 스트레스를 느끼는 방식은 사람마다 다르다.

스트레스에 대한 정의가 어떻든 간에 모든 스트레스는 어떤 상황이나 사건에 자극을 받는 것이다.

이를테면 자동차 사고나 친한 사람과의 말다툼, 해고, 좋아하는 사람의 사망처럼 물리적일 수도 있고 감정적일 수도 있다.

심지어 스트레스는 현재 일어나지 않는 일에서도 느낄 수 있다. 다시말해 전립선염이 낫지 않을 거라는 생각만으로도 심각한 스트레스를 받을 수 있다. 즉, 스트레스는 그저 그럴 수 있다는 생각만으로도 일어날 수 있는 것이다.

스트레스가 문제가 되는 것은 스트레스를 받았을 때 나타나는 우리 몸의 반응 때문이다. 과거에 원시인들이 사나운 짐승이나 화재, 홍수와 같은 위험에 맞닥뜨렸을 때 취할 수 있는 행동은 딱 두 가지밖에 없었다. 즉, 싸우거나 도망가는 것이다.

그리고 선택한 대응 방법에 적응할 수 있도록 몸에 생화학적 반응이 뒤따랐다. 우리 몸의 부신은 아드레날린을 혈류 속으로 분비해 신체가 위협에 맞서도록 준비시킨다. 신체가 행동을 취하도록 준비시키고 에너지 레벨을 높이기 위해 코르티코스테로이드와 같은 다른 호르몬도 혈류로 분비된다.

또 심장이 빠르게 뛰면서 근육에 혈액 및 산소의 공급을 증가시킨다. 혈압도 높아진다. 호흡은 급격하게 빨라지지만 실제로는 점점 얕아진다. 신체가 에너지를 내기 위해 필요한 당과 지방을 근육으로 돌릴 수 있도록 소화율이 낮아지면서 소화 흡수를 늦춘다. 신체가 동작을 취할 준비를 함에 따라 근력이 증가하고, 체온을 정상 범위 내로 유지하기 위해 발한 작용이 증대한다.

이러한 신체 반응은 수 세기에 걸쳐 유전되어 오면서 인류의 생존을 도왔다. 그러나 현대 사회를 사는 우리에게도 똑같이 일어나는 그 생화학 반응은 예전만큼 유용하지는 않다. 현대의 삶에 적합하지 않기 때문이다.

우리는 원시인보다 더 자주, 더 오랜 시간 동안 스트레스를 받는다. 게다가 우리에게 영향을 미치는 많은 스트레스들은 육체적이기보다는 감정적이고 심리적인 요소가 많다.

하지만 우리의 신체가 정상적으로 기능할 수 있는 범위 내에서 받아들일 수 있는 스트레스에는 한계가 있다. 따라서 우리의 육체와 정신은 장시간의 만성적인 스트레스 속에서는 건강한 상태를 유지할 수 없다. 그러다 보니 결과적으로 질병, 만성 질환, 그리고 사망으로 이어지게 되는 것이다.

스트레스가 없는 사람은 죽은 사람이라는 말이 있을 정도로 현대인들이 비껴갈 수 없는 것 중에 하나가 스트레스이다. 스트레스는 자율 신경계를 공격해 심혈관 질환을 유발하고 호르몬 분비에 의해 면역 담당 세포의 활성을 떨어뜨린다. 이렇듯 만병의 근원이라 불리는 스트레스를 받을 때 어떻게 대처하는 것이 좋을까?

스트레스에 가장 효과적인 대처 방법은 긍정적이고 낙천적인 사고방식이다. 가급적 극단적인 감정을 피하고 침착함을 유지하고 어떤 일에 대해 가급적 많은 가능성들을 열어 두고 다양하게 생각하는 버릇이 스트레스를 줄여 주는 데 도움을 준다.

큰 문제가 생기면 일단 해결 가능한 작은 일들부터 생각하고 처리하는 습관이 좋으며 다른 사람의 제안에 대해 개방적이고 융통성 있는 자세가 필요하다. 이것은 결국 최종 결정권자는 나 자신이라는 자신감에서 비롯될 수 있다.

치료 의학 vs 치유 의학

　인간의 몸 속에는 스스로를 치유시키는 자발적인 치료 시스템이 내재해 있다. 그리고 한의학은 이 자연 치유력을 돕는 방법의 하나이다.
　그런데 양방의 경우에는 사람의 몸을 기계처럼 생각한다. 즉, 고장 난 부분을 떼어 내서 새 것으로 교체하면 된다고 생각하는 것이다. 하지만 이러한 관점은 우리 몸의 자연 치유력을 간과하는 것이다.
　클린턴 미 대통령 주치의를 지낸 딘 오니쉬(Dean Ornish)박사는 우리 몸의 기능과 역동적인 면을 치료에 응용하려 하였다. 그는 아주 새로운 방법으로 심장병 환자를 치료하려고 시도했다.
　저지방식을 먹게 하고 요가를 배우도록 하는가 하면, 환자들로 그룹을 만들어서 서로 정신적으로 도움을 주고받도록 하였다. 그 결과, 아무런 약물 치료를 하지 않았는데도 불구하고 환자들의 막힌 혈관은 모두 회복되었다.
　오니쉬 박사의 연구 결과는 좋은 환경만 제공하면 우리의 몸은 스스로 재생하고 치유되는 능력을 가지고 있다는 것을 보여

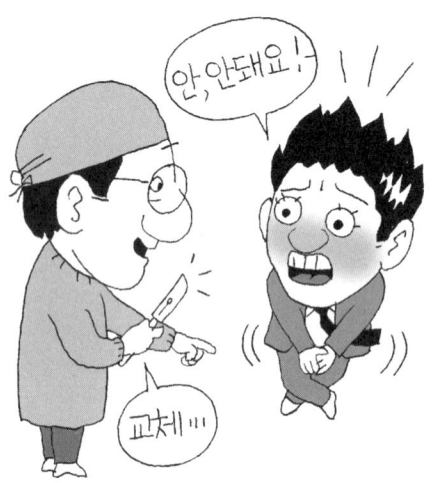

주는 좋은 예이다.

스스로 치유하는 능력은 몸의 신비이다. 어떤 병을 치료하는 데 가장 중요한 것은 우리의 몸이 스스로 치유되고 회복할 수 있도록 적절하고 좋은 환경을 유지하는 것이다.

인체의 역동적이고 지능적인 면을 이해하는 데 있어 가장 좋은 예는 운동이다.

한 달 동안 의자에만 앉아 있으면 우리 몸의 모든 근육은 위축되어 뼈만 앙상하게 남는다. 피를 많이 짜내야 할 필요가 없기 때문에 심장의 크기와 무게도 줄어든다. 침대에서 오랫동안 누워 있는 사람들은 운동이 근육의 기능을 유지하는 데 얼마나 중요한지 잘 알고 있다.

피부에 상처가 났을 때 소독하고 반창고를 붙이고 나면 기적이 일어난다. 며칠이 지나면 감쪽같이 상처가 없어진다. 사람들은 이것이 당연한 것으로 생각하지만 실제로 놀랄 만한 재생 능력이다.

우리가 의식적으로 무언가를 하지 않아도 상처는 저절로 낫게 된다. 이러한 치유 능력은 우리 몸이 가지고 있는 고유한 특성이다. 우리가 의식적으로 해야 할 일은 상처가 치유되기 위한 환경을 만들어 주어야 하는 것뿐이다.

즉, 반창고를 깨끗이 유지해서 세균이나 바이러스가 상처로 들어가지 않게 하면 되는 것이다. 과거에는 눈에 보이지 않는 세균의 존재를 몰랐기 때문에 상처가 잘 치유되기 위한 환경을 만들어 주는 방법도 몰랐다.

전립선염의 경우에도 이와 마찬가지이다. 전립선염에 수반되는 통증과 기능 장애를 치료하기 위해 가장 중요한 것은, 우리 몸이 저절로 치유되는 데 있어 어떤 환경을 제공해야 하는가를 이해해야 한다. 즉, 우리 몸의 치유 능력을 극대화시킬 수 있는 방법을 터득해야 하는 것이다.

전립선염 역시 아직 그 원인이 정확하게 밝혀진 질병이 아니다. 그 때문에 양방에서는 원인 치료를 할 수 없다. 그래서인지 오히려 한의학을 통한 전립선염 치료가 더 많은 효과를 보는 경우가 많다.

왜 이런 현상이 일어나는 것일까? 그것은 바로 치료 의학과 치유 의학의 차이이다. 한의학은 우리 몸이 질병에 스스로 저항하는 힘을 길러 몸이 치유할 수 있는 환경을 만드는 의학이기 때문이다.

내 몸 속의 병원, 면역력

'닥터 피시(Doctor Fish)'라는 물고기가 있다. 중국산 친친어와 터키산 가라구파로 알려진 이 물고기들은 37도의 높은 온도에서 사는 좀 별난 녀석이다.

그런데 이 물고기가 유명해진 것은 높은 온도에서 살기 때문만은 아니다. 의사들도 손을 놓았다는 아토피 치료에 효과가 있다고 알려졌기 때문이다. 이미 독일에서는 실제 의료 기관에서 사용하는 것은 물론 보험까지 적용될 정도로 뛰어난 효능을 입증 받고 있다.

웰빙이라는 강력한 태풍의 여파일까? 닥터 피시뿐만 아니라 아로마 테라피(향기 치료)나 칼라 테라피(색깔 치료), 라이트 테라피(조명 치료), 음악 치료 등등 온갖 테라피들이 유행처럼 번지고 있다.

테라피(therapy)란 원래 치료 요법을 뜻하는 말이지만, 그 앞에 향기나 색깔 등을 더해 지금은 마치 자연 요법을 뜻하는 총칭처럼 되어 버렸다.

사람이 자연과 가까울수록 건강해지는 것은 당연한 것이다. 인간 자체가 본디 자연의 하나이기 때문이다. 하지만 문명은 인간과 자연을 분리시켰다. 그리고 이런 분리로 인해 인간은 새로운 질병들을 맞이해야 했다.

그 부족한 자연을 보충하고 문명이 가져다준 현대병을 비껴가고 싶은 마음이 테라피의 열풍을 만들어 냈는지도 모를 일이다.

전립선염의 경우를 보더라도 그렇다. 전립선 질환이 눈에 띄게 증가한 이유를 꼽으라면 서구화된 식생활과 생활 방식의 차이를 들 수 있다. 거기에 스트레스와 과음, 과로가 추가된다. 정리하자면 서구화 즉, 문명이 발전되면 될수록 전립선염이 증가한다는 것이다. 식생활과 좌식 위주의 생활 방식 변화, 스트레스 증가와 과로 등은 서구화, 문명화의 산물이기 때문이다.

이렇게 서구화, 문명화가 진행될수록 우리 몸에서도 자연과 멀어지는 변화가 진행된다. 문명의 혜택을 받으면 받을수록 자연 치유 능력이 떨어지는 변화를 겪게 되는 것이다.

인간은 세균과 같은 외부 침입체나 외상 등에 대해 스스로 치유할 수 있는 능력을 갖고 태어난다.

항생제가 유전학적으로 세균에 대항하여 소멸시킨다면, 면역력은 반대로 면역 체계 내부의 세포 활동으로 모든 종류의 감염에 대처할 수 있는 능력이다.

항생제가 특정 세균(박테리아)에 대해서만 효과가 있을 뿐, 바이러스 등에 대해서는 무능한 반면 면역 체계는 어떤 공격에도 스스로 치유하고 이겨 낼 수 있는 놀라운 능력을 지니고 있다.

반대로 항생제는 면역력을 떨어뜨리는 대표적인 약물인 동시에 세균에게 내성을 일으켜 변종을 만드는 주범이기도 하다. 말하자면 항생제의 내성 때문에 그 항생제로 다스리던 세균에 의해 인간이 죽게 되는 시절이 언젠가는 오게 된다는 말이다.

만약 아주 강력한 면역 체계를 가지고 있다면 어떤 질병에도 걸리지 않을 것이다. 물론 그런 것은 상상에 불과하다. 하지만 현실적으로 면역력을 강화하는 방법은 많다. 균형 잡힌 식사, 적당한 운동과 수면, 특히 숙면을 취하는 것이 면역 체계 강화에 도움이 되며 반대로 면역 체계에 가장 안 좋은 것이 스트레스이다.

만성 전립선염 환자들의 경우 대부분은 오랜 투병과 치료의 후유증으로 몸과 마음이 심약해져 있다. 이것은 즉 면역력이 극도로 악화되어 있다는 것이다. 특히 면역력을 약화시키는 술을 마시거나 과로가 재발, 발병하는 것은 전립선 질환으로 인해 전립선 쪽의 면역 체계가 극도로 약해져 있다는 증거이다.

생활이 치료다

전립선염을 치료받고 있거나 완치한 사람들에게 무엇보다 중요한 것은 생활 태도이다. 특히 전립선염처럼 재발이 자주 반복되는 질병은 생활 습관에 의해 좌우되는 경우가 많은데, 불행하게도 인간은 망각의 동물이다.

전립선염의 증상에 시달릴 때는 병만 고칠 수 있다면 무슨 짓이라도 할 것 같다가 막상 증상이 호전되며 어김없이 예전의 생활 태도로 돌아가곤 한다. 하지만 망각은 곧 과거의 고통과 후회를 동반하게 된다. 전립선염의 경우 어김없이 그런 현상들이 반복되게 된다.

전립선염을 치료하고 재발을 방지하기 위한 생활 습관은 건강을 위한 생활 태도와 크게 다르지 않기 때문에 어렵지 않다. 그저 일상적으로 자신의 건강을 위한 원칙을 지키면 건강한 전립선을 유지할 수 있다.

▎건강한 부부 생활

성생활은 직접적인 세균 감염의 요인이 되기 때문에 전립선염 환자에게는 가장 중요하고 민감한 부분이다. 특히 일단 어떤 종류의 염증이건 하부 요로에 염증이 발생했던 사람들은 75% 이상 재발하기 때문에 성생활의 위생에 더욱 신경 써야 한다.

전립선염 환자는 우선 섹스 파트너가 한 명이라야 한다. 세균 감염의 위험 때문에 여러 파트너를 상대하는 것은 위험하다. 또 한 명의 파트너 역시 세균이 없는 의학적으로 깨끗한 여성이라야 한다. 콘돔은 반드시 착용해야 하지만, 100% 안전하다고 확신할 수는 없으므로 지나치게 의존하지 않도록 한다.

구강 성교나 항문 성교는 더 위험하다. 질 내보다도 더 많은 세균이 번식하는 곳이 바로 입 안이다.

항문은 더 말할 것도 없다. 또 몸에 무리가 가지 않을 정도의 주기적인 관계를 가져야 한다. 주 2회 정도가 적당하다. 무리한 체위나 빈번한 사정은 전립선에 울혈과 염증을 일으키므로 주의해야 한다.

▮자세와 운동

전립선이 압박을 받으면 그만큼 증상이 심해지고 치료가 길어지게 된다. 때문에 평소의 생활 습관이 매우 중요하다. 의자에 오래 앉아 있거나 장시간 전립선(회음부)을 압박하는 자세는 좋지 않다. 업무 때문에 어쩔 수 없다면 40분에서 1시간마다 일어나 간단한 골반 체조로 전립선을 풀어 주어야 한다.

특히 승마나 자전거와 같이 전립선에 충격을 주는 운동은 좋지 않다. 전립선을 효과적으로 풀어 주는 운동은 걷기가 가장 좋다. 하루 만 보 이상 걸으면 비아그라 못지않게 발기 부전에 효과가 있다는 보고가 있을 만큼 걷기는 전립선과 성기능 향상에 좋은 운동이다.

▮음주와 흡연

 세균성 전립선염은 일정 기간 항생제를 포함한 약물 치료를 하게 된다. 그런데 술이 체내로 들어오게 되면 소화기로 흡수되어 혈액 내로 들어가기 때문에 약물 농도를 급격하게 떨어뜨린다.

 전립선은 그 조직 자체가 약물 흡수가 어려운 특수 지방 세포로 이루어져 있기 때문에 약물 농도가 떨어지게 되면 항생제의 효과도 무용지물이 되고 만다.

 또 술은 신체의 면역 체계를 약화시키고 전립선을 충혈시킨다. 즉, 세균이 살기 좋은 환경을 만들게 되어 소변의 농도가 진해지면서 염증을 악화시킨다. 때문에 완치와 재발 방지를 위해서 금주는 필수이다.

 흡연의 폐해는 이미 널리 알려진 대로 정자 생성에 지대한 영향을 끼치고 발기 부전을 불러오는 성기능 최대의 적이다. 심한 경우 흡연 때문에 성기 조직이 파괴되는 경우도 있다. 또 흡연은 방광에 자극을 주어 방광암의 주요 원인으로 꼽히기도 한다.

 이처럼 방광과 정낭, 고환 등 하부 요로 주변을 악화시키기 때문에 전립선염 환자에게는 흡연 여부가 치료에 큰 연관이 있는 것으로 나타났다.

▮온수 좌욕, 반신욕

 전립선은 신체 깊숙한 곳에 위치해 있기 때문에 침입한 병원균들이 번성하기 좋은 조건을 갖추고 있다. 전립선 주변은 묵은 피가 고이거나 혈액순환이 나빠지기 쉬운 위치이기 때문이다. 새로운 피의 부족은 세포의 활력을 떨어뜨리게 되고 세균을 증식시키는 역할을 하게 된다. 따라서 골반 주위나 회음부를 따뜻하게 해주어 혈행을 개선시켜야 하는데, 무엇보다 반신욕이나 좌욕이 효과적이다. 반신욕이나 좌욕은 회음부 뿐만 아니라 전신의 흐름을 촉진시켜 피로 회복과 스트레스 해소에 큰 도움이 된다.

앉아 있는 자세가 전립선 질환을 유발하는 것도 바로 피가 그곳으로 몰리고 잘 빠져나가지 못하기 때문이다. 그러므로 누워 있을 때 허리의 위치를 높게 하는 것도 도움이 된다.

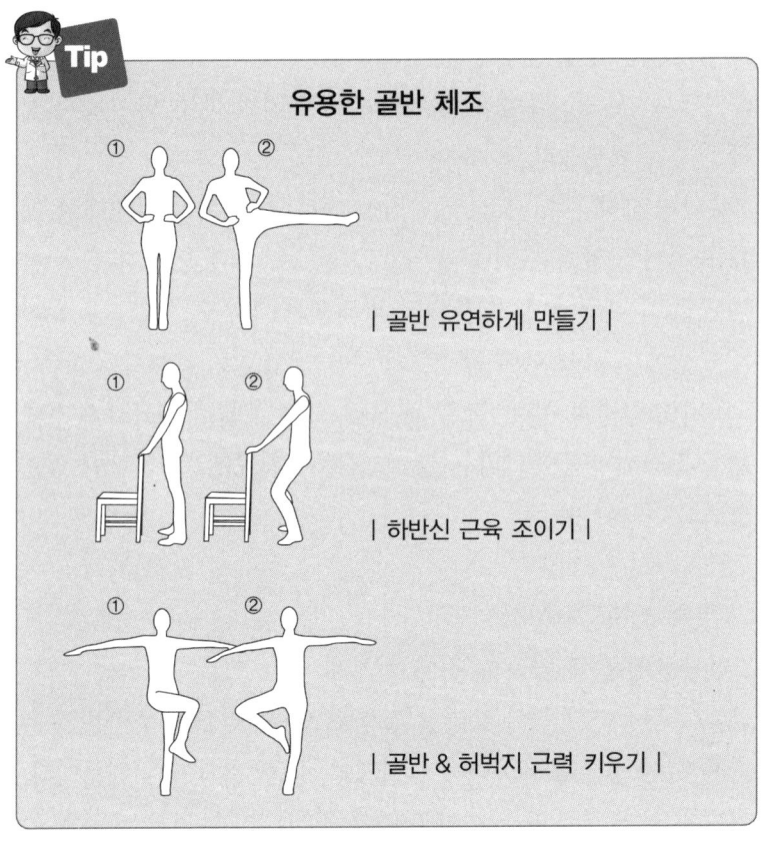

유용한 골반 체조

| 골반 유연하게 만들기 |

| 하반신 근육 조이기 |

| 골반 & 허벅지 근력 키우기 |

전립선염 환자들에게 좋은 음식
vs 나쁜 음식

커피나 콜라 같은 카페인이 든 음료는 전립선염 환자들에게 좋지 않다. 카페인은 이뇨 작용을 촉진시켜 전립선에 부담이 가게 된다. 과도하게 섭취하면 뼈의 주성분인 칼슘 흡수에 방해를 받게 된다.

또한 칼슘이 소변으로 빠져나가 골다공증의 원인이 되기도 하는데, 이렇게 칼슘이 함유된 소변이 전립선에 나쁜 영향을 미치게 된다.

전립선염에 금기로 여겨지는 또 다른 음식은 바로 고기, 육류이다. 육류에 많이 포함되어 있는 포화 지방은 성 기능을 떨어지게 하며 염증을 더욱 악화시킨다.

육류와 함께 인스턴트, 유제품, 버터 등에 있는 트랜스 지방 역시 염증을 악화시키며 심장에 무리를 주고 혈관에 저밀도 콜레스테롤을 쌓이게 해 동맥 경화의 원인이 된다.

전립선염 환자들은 대부분의 기름진 음식을 피하고 담백한 식사를 하는 것이 혈관에 영향을 덜 미치고 염증이 악화되는 것을 막을 수 있다.

이 밖에도 맵거나 짠 자극적인 음식을 피하고 규칙적으로 부담이 없는 적은 양으로 소식(小食)하는 것이 좋다.

섬유질과 비타민이 풍부한 신선한 음식이 체내의 독을 배출하는 데 도움을 주며 소식하도록 한다. 변비나 치질 등은 전립선에 나쁜 영향을 주므로 땅콩을 조금씩 먹는 것이 좋으며 밤(栗)을 날것으로 먹거나 검은깨도 도움이 된다.

이밖에 된장, 콩, 청국장 등의 콩 종류와 양파, 마늘 등이 전립선 예방이나 치료에 도움이 된다는 데 의사들의 의견이 일치하고 있다. 또 토마토를 익혀 먹으면 리코펜이라는 항산화 물질이 흡수되어 전립선을 건강하게 유지시킨다.

우리 몸은 자신의 면역 체계를 유지하기 위해 필요한 것을 분명하게 요구하고 있다. 그러나 이미 잘못된 습관에 길들여진 사람들은 그런 신호를 잘 이해하지 못하게 된다.

전립선 질환의 치료를 위해 우리 몸이 요구하는 것이 과연 무엇인지 알아보자.

▮토마토

토마토는 항암 효과가 뛰어난 식품으로 잘 알려져 있다. 토마토에는 리코펜(Lycopene)이라는 성분이 전립선 질환의 발병을 35%까지 낮춰 준다는 임상 실험 결과가 있을 정도로 토마토는 전립선 환자들에게 권장되는 식품이다. 이 리코펜은 토마토를 익혀 먹을 때 더 많이 흡수된다.

▮검은콩과 식초

신장을 보하는 효과가 뛰어난 검은콩을 식초에 절여 먹는 것이 효과적이다. 식초는 체내 노폐물을 정화하고, 독성을 해독하는 약효가 있어 이 두 가지를 함께 섭취하면 배뇨 장애를 완화하는 데 큰 도움이 된다. 콩을 1주일간 초에 절인 뒤 콩은 따로 씹어 먹고, 식초는 요리에 가미해 먹거나 생수로 희석하여 마시면 된다.

검은깨나 흑미 등도 전립선에 도움이 되는데 식물의 검은 색은 신장을 보하고 소변과 관련된 기능을 향상시키는 것으로 알려져 있다.

▮된장

된장은 전통 발효 식품 가운데 항암 효과가 가장 탁월하며 오장(五臟)을 보(補)하고 12경락의 순환을 돕고 위와 장을 따뜻하게 한다. 우리나라 일본 등에서 전립선암이 상대적으로 적은 이유가 바로 된장을 많이 먹는 식생활 덕분이다.

▮마늘과 달래

마늘은 항암 효과가 뛰어난 식품으로 잘 알려져 있는데 최근에는 전립선염과 방광염에도 효과적인 것으로 밝혀졌다. 혈액순환을 돕고 면역력도 향상시켜 주는 식품이다. 마늘은 습한 기운을 제거하고 뭉친 것을 풀어 주며 더운 성질로 차가운 것을 쫓아내고 비위를 건강하게 한다.

달래는 알리신 성분이 들어 있어 '들마늘'이라 불릴 만큼 매운 맛을 지닌다. 특히 비장과 신장을 보호하는 기능이 있고 독을 치료하는 효능이 있어 뱀이나 벌레에 물렸을 때 짓이겨 붙이기도 한다. 비타민이 풍부해 불면증, 스트레스 해소에 좋은 것으로 알려져 있다. 성질이 따뜻하므로 열이 많은 사람은 많이 먹지 않도록 주의해야 한다.

▮물

신선하고 깨끗한 물을 많이 마시면 요도가 세척되는 효과가 있어 증상을 완화하는 데 도움을 준다.

▮돼지 방광과 질경이(차전초)

돼지 방광과 질경이(차전초)를 함께 넣고 맵지 않게 끓여 먹으면 전립선 질환의 증상이 완화되고 성기능까지 강화할 수 있는 일석이조의 효과가 있다. 돼지 방광은 요도염, 방광염, 신장염, 혈뇨, 임질 등 비뇨기 계통의 각종 염증성 질환에 주로 처방한 것으로 전해지는데, 질경이와 함께 쓰면 체내 수분 대사를 원활하게 하여 전립선 부위의 염증을 가라앉히고 배뇨 기능을 개선시킨다.

주변에서 흔히 볼 수 있는 질경이의 잎은 체내 분비 신경을 자극하여 기관이나 기관지의 점액, 소화액 분비를 촉진시키는 작용을 한다. 질경이 달인 물을 꾸준히 먹게 되면 이뇨 작용이 있어 소변을 시원하게 볼 수 있으며 소염 효과도 있다.

질경이는 말린 잎 10g에 물 1리터를 넣고 반으로 줄 때까지 달인 후 마시거나 잎을 짓이긴 후 뜨거운 물을 부어 차처럼 마시기도 한다.

▮호박씨

중년 남성에게 좋은 스태미나 간식으로 알려진 호박씨는 칼슘, 칼륨, 인, 비타민 등이 풍부하다.

특히 호박씨에 들어 있는 항 노화 성분인 셀레늄은 전립선, 방광 요도와 관련된 질병에 효능이 있다. 말린 호박씨를 살짝 볶아 가루로 만들어 먹기도 한다.

몸에 좋은 불포화 지방산과 머리를 좋게 하는 레시틴, 아미노산이 골고루 함유되어 있는 호박씨는 호르몬의 분비가 정상이 되게끔 도와 전립선 질환을 예방하고 개선하는 데 도움이 된다. 늙은 호박 역시 많은 셀레늄 성분이 풍부하게 들어 있다.

▎굴

전립선염 환자의 경우 전립선에서 아연의 농도가 많이 낮아지기 때문에 굴을 통한 아연의 흡수가 전립선을 건강하게 만드는 데 도움이 된다. 굴은 소화, 흡수가 쉽고 비타민 무기질 등을 공급해 줄 수 있는 식품으로 바람둥이 카사노바나 나폴레옹이 즐겨 먹은 것으로 유명하다.

특히 불임 성기능 장애 등에도 효과적으로 알려진 아연은 세균을 막는 방어 기제 역할을 하기 때문에 염증 정도가 중요한 전립선염 환자에게 필요한 성분이다. 날것으로 먹거나 익혀 먹어도 육류 등에 포함된 아연 함유량의 10배 이상을 섭취할 수 있게 된다.

모든 병은 마음에서 오고 마음으로 고친다

 미국의 유명한 소설가 오 헨리의 단편 〈마지막 잎새〉는 병을 앓던 소녀가 스산한 가을, 떨어지는 담장이 잎을 보며 마지막 잎이 떨어지면 자신도 죽을 거라는 절망에 빠져 있는 것으로 시작한다. 그 소녀를 위해 늙은 화가가 가짜 담장이 잎새를 그려 넣는다. 소녀는 살아남은 잎새를 보며 병을 이기게 된다.
 모든 병은 마음에서 오고 마음으로 고친다는 말이 있다. 늙은 화가의 마지막 잎새가 소녀에게 삶의 희망을 주었고 샘솟은 삶의 의욕이 소녀의 병을 이긴 것이다. 이것은 단순히 오 헨리의 소설적 상상력이 빚어 낸 결과만이 아니다. 의학적으로 이것을 플라시보(Placebo) 효과라고 하는데, 약에 대한 신뢰와 믿음, 희망이 있으면 가짜 약이라도 병을 억제하는 효과가 있다는 것이다.
 반대의 경우도 있다. 일본에서 한 가지 실험을 했다. 옻을 포함한 식물 알레르기가 있는지에 대한 설문을 작성하고 발진을 일으킨 적이 있다는 학생들의 눈을 가렸다. 그리고 두 팔을 걷게 했다. 한쪽 팔에는 체스트넛 나무를 문지르며 옻나무라고 하고 다른 쪽은 옻나무를 문지르며 체스트넛 나무라고 했다. 결과는 어땠을까?

옻이라고 속인 체스트넛 나무를 문지른 팔은 빨갛게 변하고 발진이 생기기도 했다. 실제 옻과 접촉한 팔은 거의 반응이 없었다. 이것을 노시보(nocebo) 효과라고 부른다. 플라시보와는 반대로 실제 나쁜 것이 아니지만 그런 믿음이 안 좋은 효과를 나타내는 것이다. '노시보'란 "당신을 해칠 것이다"라는 라틴어이다.

플라시보와 노시보 효과 중 더 강한 쪽은 불행하게도 노시보다. 플라시보에 비해 노시보의 반응이 훨씬 격렬하고 다양했다. 실제 식염수만 가지고 천식 환자에게 화학 자극제가 들어 있다고 말하자 천식 발작 증세를 보일 정도로 노시보의 효과는 강력하다.

어쩐지 사람을 바보로 만드는 것 같아 마음에는 들지 않는 실험들이지만 어쨌든 실험 결과에서 보여주듯 인간은 믿음으로 병을 얻고 믿음으로 병을 치유하기도 한다. 물론 그것만으로 모든 것이 완벽하다고는 할 수 없지만 병의 치유 과정에는 그만큼 치유와 안전에 대한 믿음이 중요하다.

만성 전립선염에 동반되는 증상 중 하나가 우울증이다. 말 그대로 여러 증상 중 하나일 뿐이지만, 이 우울 증세가 가장 심각하게 병을 악화시키는 요인으로 작용한다. 시종일관 얼굴엔 불편함을 그대로 드러낸다. 또한 완치될 것이라는 어떤 믿음도 없다. 단지 항생제건 진통제건 지금의 고통에서 조금이라도 편안해지고 싶다는 생각만 있는 것 같다.

이렇게 사느니 죽고 싶다고 호소하는 경우도 적지 않다. 결국 오랜 증상과 치료에 대한 불신으로 인해 희망과 믿음이 사라진 것이다.

어떤 설문에 의하면 전립선염 환자의 70% 이상이 병원을 무능하고 불친절한 곳이라고 답했다. 바로 이런 불신과 절망감이 증상을 악화시키는 결정적인 요인으로 작용한다. 그래서인지 몰리에르는 '모든 사람은 병 때문에 죽는 것이 아니고 치료 때문에 죽는다.'는 말을 남겼다.

자신이 만성 전립선염으로 고생을 하고 있다면 우선 마음을 돌아보는 것이 중요하다. 반드시 나을 수 있다는 믿음은 그래서 가장 중요한 치료 요소가 된다. 또한 자신의 질환을 원망하고 억울해만 할 것이 아니라 돌아보며 더 나아질 수 있는 계기로 만들어야 한다.

병은 모든 사람을 새롭게 태어나게 해 준다. 강의 범람이 헌 땅을 몰아내고 새 땅을 일구듯이 병을 올바르게 이해하고 견디는 사람은 보다 크고 강하게 거듭날 수 있게 되는 것이다. 병을 통해 교훈을 얻고 삶을 돌아보며 그것을 밑거름으로 미래를 바라보아야 한다. 거기에는 내 병은 나을 수 있다는 믿음이 최우선이 되어야 한다.

불교 법회에 자주 인용되는 보왕삼매론이라는 것이 있다. 우리가 살면서 부딪힐 수 있는 수많은 장애와 걸림돌을 어떤 마음으로 극복해야 하는가에 대한 교훈의 글이다. 그 보왕삼매론의 첫 시작은 '병 없기를 바라지 말라.'는 것이다. 오히려 '병고(病苦)로써 양약(良藥)을 삼으라.'고 전한다.

보왕삼매론(寶王三昧論)

몸에 병 없기를 바라지 말라.
몸에 병이 없으면 탐욕이 생기기 쉽나니,
그래서 성인이 말씀하시되
'병고(病苦)로써 양약(良藥)을 삼으라.' 하셨느니라.

세상살이에 곤란 없기를 바라지 말라.
세상살이에 곤란이 없으면 업신여기는 마음과
사치한 마음이 생기게 되나니,
그래서 성인이 말씀하시되 '근심과 곤란으로
세상을 살아가라.' 하셨느니라.

공부하는데 마음에 장애 없기를 바라지 말라.
마음에 장애가 없으면 배우는 것이 넘치게 되나니,
그래서 성인이 말씀하시되
'장애 속에서 해탈을 얻으라.' 하셨느니라.

수행하는데 마(魔)가 없기를 바라지 말라.
수행하는데 마가 없으면 서원이 굳건해지지 못하느니,
그래서 성인이 말씀하시되
'마로써 수행을 도와주는 벗을 삼으라.' 하셨느니라.

일을 꾀하되 쉽게 되기를 바라지 말라.
일이 쉽게 풀리면 뜻을 경솔한데 두게 되나니,
그래서 성인이 말씀하시되
'많은 세월을 두고 일을 성취하라.' 하셨느니라.

친구를 사귀되 내가 이롭기를 바라지 말라.
이롭고자 하면 의리를 상하게 되나니,
그래서 성인이 말씀하시되 '순결로써
사귐을 길게 하라.' 하셨느니라.

남이 내 뜻대로 순종해 주기를 바라지 말라.
남이 내 뜻대로 순종해 주면 마음이 스스로 교만해지나니,
그래서 성인이 말씀하시되
'내 뜻에 맞지 않는 사람들로써 이웃을 삼으라.' 하셨느니라.

공덕을 베풀 때는 과도한 보상을 바라지 말라.
보상을 바라면 불순한 생각이 움트게 되나니,
그래서 성인이 말씀하시되
'덕을 베푼 것을 헌신짝처럼 버려라.' 하셨느니라.

이익을 분에 넘치게 바라지 말라.
이익이 분에 넘치면 어리석은 마음이 생기나니,
그래서 성인이 말씀하시되
'적은 이익으로써 부자가 되라.' 하셨느니라.

억울함을 당할지라도 굳이 밝히려 하지 말라.
억울함을 밝히면 원망하는 마음이 들게 되나니,
그래서 성인이 말씀하시되
'억울함을 당하는 것으로 수행의 문을 삼으라.' 하셨느니라.

++++++++++++++++++++++++++++++++

이와 같이 막히는 데서 도리어 통하는 것이요,
통함을 구하는 것이 도리어 막히는 결과를 낳는다.

요즘 세상에 도를 배우는 사람들이 먼저
역경에서 견디어 내지 못한다면
어떤 장애와 부딪칠 때 능히 이겨내지 못해
큰 보배를 잃어버리게 되나니, 어찌 슬프지 아니하랴.

환자는 의사의 스승?

어느 날, 30대 초반으로 보이는 한 남성이 심란한 표정으로 진료실 문을 열고 들어왔다. 그는 이미 1년 이상 한 병원에서 전립선염 치료를 받고 있는 상태였다.

언젠가 소변을 볼 때마다 따끔거리고 아프더니 갑자기 이상한 증상이 나타났고 그는 인터넷 검색을 통해 자신이 전립선염일지도 모른다는 의심을 하게 됐다.

그는 부랴부랴 비뇨기과를 찾아가 진찰을 받았다. 초음파와 소변 검사를 하고 직장 수지 검사를 실시했는데, 검사 결과 예상대로 상당히 많은 염증이 발견되었다.

담당 의사는 염증이 거의 뭉쳐져 있는 상황인데다 백혈구도 상당 수 있으니 PCR 검사도 해야 한다고 말했다. 또한 PCR 검사 여부에 따라서는 전립선암 검사도 같이 받아야 된다는 것이었다. 그는 겁이 덜컥 났다.

PCR 검사는 종합 효소 연쇄 반응 검사(Polymerase Chain Reaction)를 말하는데, 세균을 배양해 어떤 세균이 어느 정도 있는지를 구체적으로 확인하는 것을 말한다.

검사가 끝나자 담당 의사는 그에게 항생제 처방을 해 주면서 여러 가지 주의 사항을 말해 주었다.

기본적으로 과로와 과음을 피해야 하고, 특히 술은 아주 해롭다는 것이었다.

또 육식을 피하고 야채와 과일 특히 토마토를 많이 먹고 수분이 부족하지 않도록 물을 많이 마시는 것이 좋다고 했다. 그리고 하루 10분 이상 따뜻한 물에서 좌욕이나 반신욕을 하고 걷기 운동과 더불어 주기적으로 사정을 통해 정액을 배출해야 한다고 말했다.

다행히 전립선암은 아니었지만 항생제와 진통제 등을 가득 들고 병원 문을 나서는 그의 발걸음이 무거워 보였다.

술자리야 그렇다 치고, 얼마 전 직장을 옮긴 상태라 과로를 피할 수 있을지는 미지수였다. 그렇다고 전직한 지 얼마 안 되는 상황에서 또 회사를 옮기거나 그만둘 수도 없는 노릇이었다.

하지만 그런 것보다 더욱더 괴로운 것이 하나 있었다. 그것은 의사가 그저 지나치듯 말한 '주기적인 사정'과 관련된 것이었다.

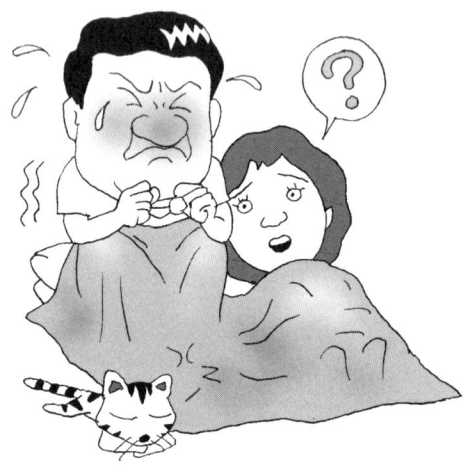

날짜만 안 잡았다 뿐이지 그에게는 이미 결혼을 약속한 애인이 있었다. 젊은 사람들이다 보니 자연스럽게 성 관계를 갖게 되었고, 얼마 동안은 아무런 문제도 느끼지 못했다. 오히려 회사 생활이나 대인 관계에서 자신도 모르게 자신감이 생기는 기분을 느끼곤 했다.

하지만 전립선염에 걸린 뒤부터는 상황이 급격히 달라졌다. 그전에는 그런 일이 없었는데 갑자기 조루가 찾아오는가 하면, 얼마 전부터는 발기 자체에 문제를 느끼게 되었기 때문이다.

설상가상으로 때때로 사정통까지 느끼게 되었고, 관계 후 소변을 보면 어김없이 피가 섞여 나왔다. 섹스를 하고 나면 전립선염이 더 심해진다는 것을 알게 된 것이다.

성욕이 감퇴된 것은 물론 몇 번의 실패로 인한 두려움 때문에 애인을 만나는 것조차 불편한 일이 되고 만 것이다.

고민 끝에 그는 애인에게 자신의 상황에 대해 솔직하게 고백했다. 물론 다른 사람과의 성 관계는 전혀 없었다는 점도 충분히 납득을 시켰다.

그가 영도한의원을 찾게 된 것도 사실은 애인의 권유가 컸다. 1년이 넘게 치료를 받았지만, 도무지 차도를 보이지 않는 예비신랑의 치료를 위해 믿을 만한 병원을 찾아보다가 어느 신문 기사에서 영도한의원을 알게 돼 추천했던 것이다.

나는 몇 가지 검사를 거쳐 그에게 프리미엄 시원쾌통탕 한 달치를 처방했다. 현재 그는 전립선염에서 벗어날 수 있다는 희망을 가질 만큼 증상이 무척 호전된 상태이다.

그를 마주할 때마다 한층 밝아진 그의 목소리에서 그의 삶과 사랑도 함께 건강해져 가고 있는 것을 느낄 수 있어 의사로서 보람을 느낀다.

그러고 보면 환자는 의사에게 큰 스승이나 다름없다. 진료 현장에서 실제로 환자를 만나다 보면 정말 다양한 임상 사례들을 경험하게 된다.

물론 가끔 당황스러울 때도 있지만, 그런 일이 있기 때문에 더욱 열심히 연구를 하게 된다. 그러니 어찌 환자를 의사의 스승이라고 하지 않을 수 있겠는가.

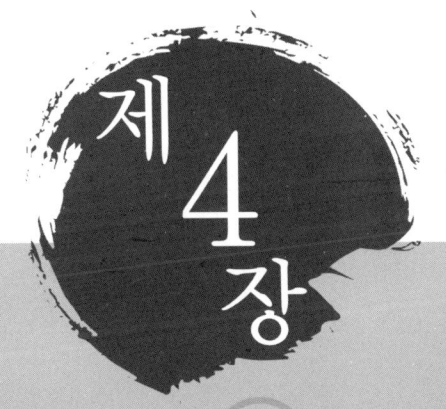

제4장

전립선염과 한의학

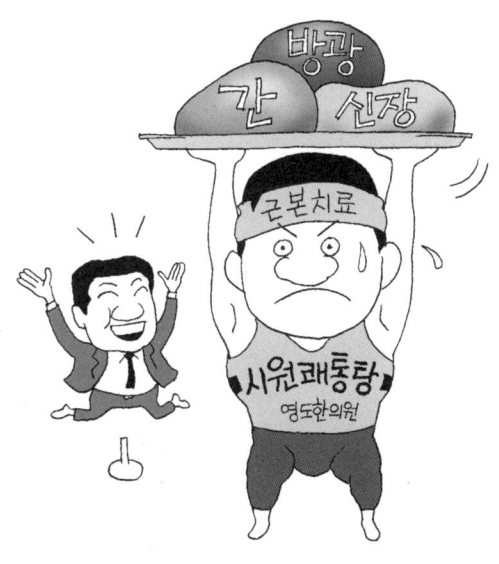

전립선염에 대한 한의학적 치료

초기 치료가 제대로 이루어지지 않아서 오랜 시간 고통을 겪는 사람들을 보면, 나도 모르게 답답한 생각이 들고 저절로 한숨이 나오는 경우가 있다. 멀리 부산, 광주에서 심지어는 중국에서까지 소문을 듣고 찾아오는 것을 보면 전립선염의 고통이 얼마나 깊은지, 치료에 대한 열망은 또 얼마나 높은지 짐작하고도 남음이 있다.

중국에서 건설업을 하고 계시는 교포 한 분은 7개월 이상 중국에서 치료를 받았다. 하지만 증상은 어김없이 재발하였고 아랫배의 통증에 이어 음경에까지 통증이 옮겨져 수소문 끝에 내원하게 되었다고 한다.

멀리서 오신 분이고 오래 머물 수가 없어서 시원쾌통탕과 함께 일주일에 서너 번의 침구 치료를 시행했다. 다행히 증상이 빨리 호전되었는데, 피로를 느끼던 정도를 가늠 해볼 때 침구치료의 효과가 크게 작용했던 것으로 생각된다.

하지만 시원쾌통탕을 아직 만나지 못한 사람들은 원인도 치료법도 모르는 질병과 끝도 없는 전투를 벌여야 한다. 간혹 성 관계를 염두에 두고 자신은 도무지 전립선염이나 요도염 따위에

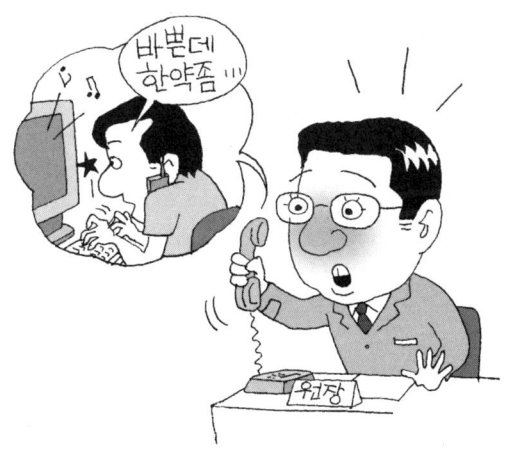

걸릴 이유가 없다고 말하는 분이 계신다.

 그 중에는 밤낮이 바뀐 채 카운터에 꼬박 12시간 이상 앉아 있어야 하는 사람이 있는가 하면 늦은 시간까지 의자에 앉아 전화를 붙들고 있어야 하는 텔레마케터도 있다. 장기리 트럭 운전사의 경우는 시간이 결국 돈이라 꼼짝없이 운전대에 붙잡혀 있어야 한다. 대체 이들에게 전립선염은 왜 따라오는 것일까?

 감탄고토(甘呑苦吐)라는 말이 있다. 달면 삼키고 쓰면 뱉는다는 뜻이다. 세상이 각박해져서 누구든 이익이 되는 사람은 간도 쓸개도 없이 다 내줄 것처럼 친해지지만, 일단 자신에게 더 이상 이익 될 것이 없다고 판단되면 가차 없이 내치는 것이 요즘의 세태다.

 그런데 이 말은 한의학에서는 몹시 중요한 의미가 된다. 사람의 병을 볼 때 옳고 바른 것은 기운을 보완하여 취하고, 좋지 않은 것은 사정없이 내쳐야 하기 때문이다.

 사람의 자연 치유력을 높이고 면역 기능을 강화하기 위해서는 옳은 것을 지키고 보호해야 한다. 이것을 부정(扶正)이라고 한다. 반대로 암세포나 종기, 염증 등과 같은 나쁜 기운은 반드시 없애야 한다. 이것을 거사(祛邪)라고 한다.

어떤 질병이 발견된다는 것을 한의학에서는 사기(邪氣)가 침투하는 것으로 본다. 즉, 악한 기운이 몸속으로 들어와 몸의 주인인 정기(正氣)와 투쟁을 벌이는 것이다. 인간의 몸은 누구나 스스로 치유할 수 있는 능력이 있다.

흔히 면역 체계라든가 백혈구라든가 하는 것이 바로 정기가 스스로 자신을 치유하는 과정의 증거이기도 하다. 그런데 사기가 정기보다 번성하게 되면 병이 진전되고 반대로 정기가 사기를 이기면 병이 치료되는 것이다. 이런 원칙에 따라 정기를 도와 사기를 제거하여 병을 치유하는 것이 바로 부정거사(扶正祛邪)이다.

전립선염은 바로 이 사기가 요도 등을 통해 전립선에 도착한 것이다. 그러므로 백혈구나 아연 등 우리 몸을 방어할 수 있는 모든 기제들이 동원돼 세균과 전투를 벌이고 그 결과 생기는 염증을 차츰 배출하는 과정을 겪게 된다.

그런데 우리의 자연 치유력, 즉 방어 기제가 어떤 문제를 일으켜 사기를 올바르게 치유하지 못하여 전립선염이 발생하고 그것이 악화되면서 만성 비세균성 전립선염으로 발전해 가는 것이다. 때문에 이것을 치료하는 근본 원리는 부정거사(扶正祛邪)가 되는 것이다.

부정(扶正)이란 정기를 도와주는 약물이나 치료법으로 체질을 개선시키고 병에 대한 저항력을 증가시켜 질병을 이기는 방법이다. 그리고 거사(祛邪)란 나쁜 기운을 공격(攻邪)하고 해악을

내쫓는 것(驅邪)을 기본으로 약물이나 치료법을 이용하여 병의 기운을 제거하는 것이다. 즉, 부정(扶正)으로 면역력 부족을 메우는 한편 거사를 통해 염증을 줄이는 방법이다.

여기에서 중요한 것은 환자의 체질을 파악하여 보다 근접하고 올바른 약재를 사용하는 것이다. 간혹 게시판이나 전화 상담을 통해 그냥 약만 보내 주면 안 되겠냐는 문의를 받는 경우가 있다. 물론 환자마다 사정이 다르니 불가피한 경우에는 어쩔 수가 없으리라. 하지만 올바른 치료를 위해서는 반드시 내원하여 본인의 상태를 직접 검진해 봐야 정확하고 올바른 처방을 받을 수 있고 그것이 스스로를 위하는 지름길이다.

앤드류 와일과 〈자연 치유〉, 하버드(Harvard)를 넘어서!

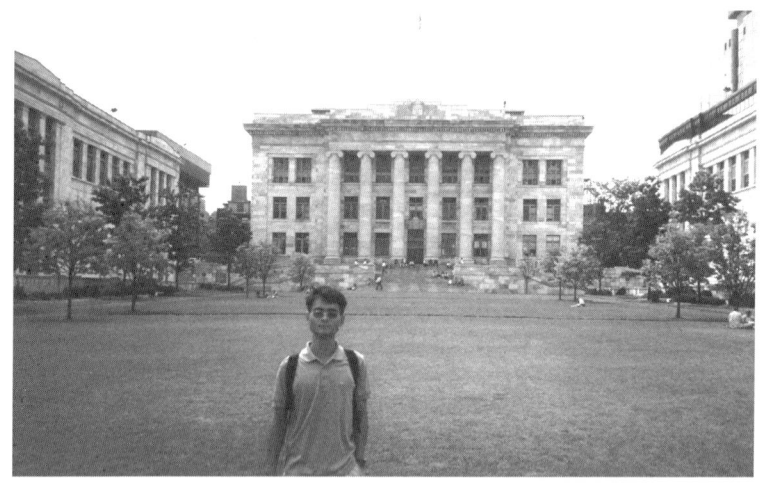

〈미 하버드의과대학 앞에서의 필자〉

군대를 제대하고 미국에서 지낼 무렵이었다. 미국이란 나라는 동양 의학이나 대체 의학에 대해 어떻게 생각하고 얼마나 관심이 있을까 하는 것에 의문을 갖던 중 마침 미국의 한 대학 병원(New York Presbyterian Hospital) 대체 의학 연구소에 자원봉사자(Volunteer)로 3개월 간 참여할 기회가 있었다.

그런데 이 3개월 간 받았던 충격은 위기의식을 느낄 만큼 심각한 것이었다. 그들이 가지고 있는 동양 의학 연구에 대한 열정과 이를 뒷받침하는 국가적인 지원은 대단하였다.

하루 빨리 귀국해 이들에게 뒤쳐지지 않도록 무언가 해야 한다는 소명감이 들 정도였다. 그 때부터 그들의 동양 의학에 대한 연구 성과가 어느 단계에 이르렀는지에 지대한 관심을 갖게 되었다.

그 후 우연히 제목에 끌려 읽게 된 한 권의 책이 있다. 미국 명문 대학인 하버드 의대 출신의 의학 박사 앤드류 와일(Andrew Weil)은 자신의 저서 〈자연 치유〉에서 한의학에 대한 견해를 다음과 같이 적었다.

"현재 세계적으로 보급되어 있는 한의학은 진단과 치료를 망라하는 총괄적인 의료 체계이다. 서양인들을 포함해 수많은 교육 기관에서 훈련 중인 한의학은 병력(病歷), 신체 관찰(특히 혀), 촉진, 진맥을 기초로 하여 진단을 실시한다. 이것은 상당한 기술과 경험을 필요로 하는 정교한 과정이다.

한의학에서의 치료는 식사 조절, 안마, 약초를 기본으로 하며 침술이나 동물성 약제가 포함되기도 한다. 한의학에서의 약전(藥典)은 무척 방대하며 그 가운데 많은 식물이 현재 서양의 약리학자들에 의해 진지하게 연구되고 있다.

많은 한의학의 약재들이 상당한 치료 효과가 있는데 어떤 것들은 서양엔 치료약조차 없는 증상에 대해 큰 효력을 발휘한다. 천식이나 만성 기관지염 등 염증과 만성 질환, HIV 감염을 비롯한 여러 면역 기능 결핍, 성 능력 결핍 그리고 일반적 무기력증 등의 광범위한 알레르기성, 자가 면역성, 전염성, 만성적인 퇴행성 질환에 효능을 발휘하는 것으로 보인다."

국내에서도 이미 여러 차례 소개된 바 있는 앤드류 와일은 인간을 물질이나 부품이 아닌 자연과 생명의 따뜻한 시선으로 바라보고 있다. 인간은 자연히, 저절로, 스스로 치유하는 법을 알고 있다고 외치는 그는 치료란 질병을 다스리고 신체의 불완전한 요소를 교정하는 것이 아니라고 말한다.

건강이란 사물의 자연적인 질서이자 삶을 지혜롭게 관리하는 사람들에게 부여되는 권리이다. 그렇기 때문에 인간으로 하여금 건강한 육체와 그 속에 깃든 건강한 정신을 갖게 해줄 자연법칙을 발견하고 가르치는 것이 의사의 임무다.

그의 그런 시각은 현대의 물질문명 속에서 생활하는 한의사들 역시 잊고 지내기 쉬운 전통적인 한의학의 자연 생명 사상과 같은 것이다. 그에게서는 '현대적 의사'의 편협한 모습은 찾아보기 어렵다.

오히려 자연 치유법의 각 부분을 분석하고 장단점을 간파하는 선구안을 보면 미국의 자연의학이 세계를 석권할 수도 있다는 가능성을 보게 된다.

앞서가는 그들의 노력을 보면서 한의학의 본고장이라도 할 수 있는 우리나라의 현주소가 답답하기만 하다. 우리 것임에도 불구하고 우수성을 세계에 알리는 작업이 우리 손으로 이루어지지 못한다는 사실이 안타까울 뿐이다.

세계에서 관심을 갖고 있는 한의학. 이제 새로운 인재들에게 비전을 제시하고 국가적, 제도적으로 지원하여 세계 전략의 무기로 성장시키고 주도권을 쥐도록 만드는 것이 우리의 몫이 아닌가 하는 생각을 해 본다. 이런 일들이 빠른 시간 안에 잘만 진행 된다면 우리도 하버드(Harvard)를 넘어설 수 있으리라 확신한다.

전립선염 치료의 꽃, 시원쾌통탕

오랜 기간 만성 전립선염을 앓던 한 분이 진료실로 들어섰다. 척 보기에도 마음의 병이 깊어 보이는 피폐한 얼굴의 환자였다. 아니나 다를까? '소변 때문에……'로 말문을 열기 시작한 그 환자는 벌써 15년째나 전립선염으로 고생하고 있었다.

보통 만성 전립선염을 앓고 있는 환자들은 자신의 질병에 대한 지식이 굉장히 뛰어나다. 전립선 질환에 대해서라면 증상에 따른 구분에서부터 항생제, 보조 약물 등의 이름을 수십 가지씩 술술 외워 말하는 것은 기본이고 증상에 대한 민간요법에서 전립선에 좋은 음식까지 '전문의 수준'이라 해도 과언이 아닐 정도로 해박한 지식을 갖고 있다.

이 환자 역시 그랬다. 더구나 그는 병원 쇼핑족이었다. 어디서 얼마간 치료를 받고 지방 어디까지 다녀왔다고 말하는 것을 보니 초기 치료에 실패하고 의사에 대한 신뢰가 떨어져 의사들을 쇼핑하듯 고르고 다녔던 모양이다.

한참 그간의 인생 역정을 듣고는 이런 저런 처방과 방법을 얘기하고 있는데, 그 환자의 표정은 영 달갑지 않다는 듯했다. 그간의 불신 때문인지 전립선염이 나을 수 있다는 것에 대한 기대

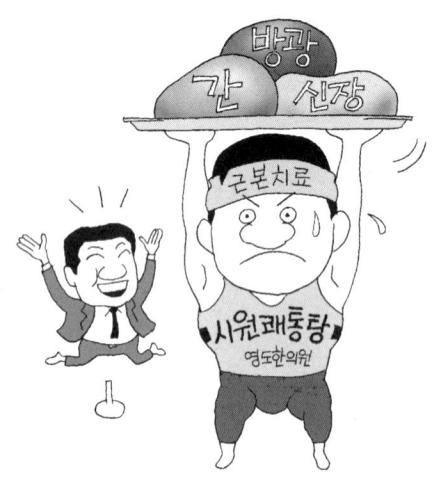

가 전혀 없는 듯했다. 시종일관 뚱한 표정으로 일관하던 환자가 어렵게 입을 뗐다.

"그런데…… 한약을 믿을 수가 없어서요. 혹시 어떤 성분들이 들어 있는지?"

치료를 받으면서 담당 전문의에게 한방 치료를 받아 보면 어떻겠냐고 물었던 모양이다. 그런데 의사들은 한결같이 한약으로는 아무 효과도 볼 수 없을 거라고 한 듯했다. 그래서 그 동안 한의원에 올 생각도 하지 않았는데 주변에서 한약 먹고 완치됐다는 말을 듣고는 고민 끝에 한 번 와 보게 됐다는 것이다.

서구 의학의 관점에서 보면 어떤 성분이 어떤 작용을 하는지 임상학적으로 증명되어야 약재로써 인정을 받는다. 그런데 수많은 식물들의 수많은 성분들을 임상학적인 증거를 통해 규명하는 것은 간단한 일이 아니다.

예전에 메주에 발암 물질이 들어 있다고 하더니, 또 그 후엔 된장에 항암 물질이 들어 있다고 하지 않았는가?

인삼에 열이 많다고 하지만 감기로 열이 펄펄 날 때도 인삼을 쓰는 경우가 있는가 하면, 체온이 정상이라도 쓰면 안 되는 경우가 있다.

이것은 한방에서 병의 이치와 약의 이치 즉, 병리와 약리가 일치하는 것을 아는 한의사들이 단순한 하나의 성분이 아니라 약재의 성질과 장점의 원리를 생각하고 조제하기 때문이다. 약의 전체적인 성질을 이해하고 장점을 살려 쓸 때 처방과 치료가 가능한 것이 한약의 조제법이다.

물론 한약에서도 어떤 성분이 어느 정도의 함량으로 작용하고 어떤 병리적 효과가 있으며 부작용을 가장 최소화하는 방법에 대해 연구하고 있다.

하지만 중요한 것은 약재의 기운과 성질을 분석하고 한 개인으로서의 환자에게 어울리는지, 즉 체질을 고려하여 처방하는 것이다. 부족한 환자의 기운을 보충해 스스로 치유할 능력을 키워 주는 것이 한약이며, 그렇게 해서 수천 년 동안 한약은 동양의 건강을 지키며 이어져 왔다.

본원에서 개발한 시원쾌통탕은 이런 원칙에 입각하여 자체 개발한 전립선염 치료약이다. 이미 많은 분들의 검증을 거쳐 그 효능이 입증되었다.

하루 3회씩 전립선염 환자에게 투여한 결과 배뇨, 성기능, 통증 등에서 그 증상이 놀랍도록 호전되었다. 또한 환자의 체질과 병증에 맞게 청정 한약재만으로 처방하기 때문에 어떤 내성이나 문제도 없다.

시원쾌통탕의 장점은 근본적인 치료가 가능하다는 것이다. 간, 신장, 방광을 모두 다스리기 때문에 재발의 가능성이 그만큼 낮아지게 되는 것이다.

 오해를 풀기 위해 한약의 원리에서 시원쾌통탕의 장점까지 전체를 아우르며 열심히 설명해 환자를 이해시키기 시작했다. 하지만 신장과 방광을 보한다는 말이나 정기를 북돋우어 주면서 사기를 몰아내는 치료 방법인 부정거사(扶正祛邪)는 결국 그 환자에게 별다른 감동을 주지 못했다.

 그저 '왔으니 약이나 한번 먹어 보겠다.'는 시큰둥한 반응만 보였을 뿐이었다. 그는 떨떠름한 표정으로 시원쾌통탕 15일분을 처방 받았다.

 얼마 후 우리 한의원의 서비스인 해피콜을 통해 환자의 상태와 반응을 들을 수 있었다. 그는 밝은 목소리로 조만간 다시 한번 방문하겠다고 했다.

 자세한 것을 굳이 묻지 않더라도 알 수 있었다. 어떤 성분이 염증을 어떻게 잡았는지 환자 자신은 모르지만, 증상이 호전되고 기운이 솟았다는 증거이기 때문이다. 그 후 환자는 프리미엄 시원쾌통탕을 한 달 치 지어 갔다.

영도한의원 전립선염 치료 프로그램

부정거사(扶正祛邪)
- 정기(正氣)를 북돋우어 주면서 사기(邪氣)를 몰아내는 치료 방법
- 간, 신장, 방광의 기능을 강화시키는 동시에 혈액순환을 개선시켜 어혈을 풀어내고 균을 죽이며 통증 및 염증을 제거하는 방법

① 시원쾌통탕: 전립선염의 제반 증상을 제거하는 기본치료제
본원에서 자체 개발한 순수 한방 전립선염 치료제, 환자의 상태에 따라 가감되어 처방 된다.

- ■ 치료 효과가 좋다.
  시원쾌통탕을 1일 3회 전립선염 환자 투여 후 배뇨 및 소변 기능, 통증, 성생활 횟수 등을 조사한 결과 탁월한 효과가 있습니다.
- ■ 부작용이 적다.
  숙지황, 산약 등의 청정 한약재를 이용하여 한의학 이론에 따른 처방으로 항생제 과다 복용과 항생제 내성 등에 대한 염려가 없습니다.
- ■ 근본 치료가 가능하다.
  외치법에 비해 내복약을 복용함으로써 전립선과 관계된 장기, 즉 간, 신장, 방광을 모두 다스려서 치료하기 때문에 근본 치료가 가능하며 재발이 잘 되지 않는 장점이 있습니다.

② 프리미엄 시원쾌통탕
- 기본치료제에 몸을 보강하고 성기능을 개선시키는 약물을 더욱 강화시킨 치료제
- 보통 7일 이후부터는 그 효과를 느낄 수 있고 일반적으로 2~3개월 복용 시 좋은 치료 효과를 기대할 수 있다.

시원한 부항(附缸) 요법

　전립선염 환자들을 치료하는 도중 가끔 필요하다고 판단되면 부항을 뜨는데, 부항 요법을 의아하게 생각하는 사람들이 의외로 많다. '몸속에 염증과 세균이 있어서 아픈 건데 부항이 대체 무슨 효과가 있냐.'는 것이다. 하지만 일단 받고 나면 아주 시원하다며 개운해 하는 환자들이 많다.

　부항 요법이란 한방에서 말하는 사기(邪氣), 즉 나쁜 기운을 뽑아내는 방법 중 하나이다. 피부에 부항를 부착하고 진공 상태로 만들어 자극하는 전통적 방법을 건부항(乾附缸)이라고 하는데, 이 때 진공 때문에 발생하는 압력의 차에 의해 체내에 있는 담이나 변조된 혈액 등을 물리적 방법으로 제거하는 것이다.

　건부항은 우리가 일반적으로 알고 있듯 부항기를 관련 질환의 경혈에 붙여 나쁜 피가 몰리도록 하는 방법이다. 몰린 피의 정도를 보고 어느 부위에 문제가 있는지를 판단할 수 있는데, 간혹 색 반응이 좋지 않으면 그 자리의 피를 뽑는 습부항(濕附缸)을 하기도 한다.

　전립선염에는 주로 습부항 요법을 사용하는데, 이것은 비뇨생식기계에 축적된 울혈을 제거하여 통증을 완화시키고 염증을 개선하는 효과가 있다.

  부항은 신진대사와 혈액 순환을 원활하게 하고 몸의 노폐물을 밖으로 빼내는 효과를 얻을 수 있다. 이것으로 신경안정과 배변 조절 효과를 얻는 등 몸을 편안하고 자연스럽게 유도한다.

  전립선염의 경우 항문 주변에 어혈이 쌓이게 되는데, 이것을 부항으로 빼낸다. 이 부위에 쌓이는 어혈은 치질이나 대장암, 전립선염 등 많은 질환을 유발하는 경우도 있다.

  때로는 부항을 받으러 일주일에 두세 번 방문하시는 분도 계신다. 불혹의 어떤 환자분은 장강혈과 천골 부위에 습식 부항을 받게 되면 며칠간은 통증이 씻은 듯이 사라진다며 부항 치료만을 받기도 한다.

쾌통(快痛)한 전침(電針)요법

침술은 인체에 흐르는 에너지 통로인 경락에 존재하는 혈을 자극하여 내부 오장육부의 기능조절에 도움을 주는 방법이다. 간혹 침술의 효능에 대해 의문을 제기하기도 하는데, 그 정점에 서 있던 미국 존스홉킨스 대학에서도 침술 센터가 개원될 정도로 침술의 효능을 인정받고 있다.

침의 효과를 한의학에서는 조기치신(調氣治神)이라는 말로 표현하는데, 기의 흐름을 조절하여 사람의 대사 순환에 영향을 준다는 뜻이다.

많은 분야의 임상 결과에서 이 같은 침술이 효과가 빠르고 활용 분야가 넓다는 평가를 받았고, 간편하며 경제적이라는 데 그 장점이 더해진다.

침술에 의한 효과로는 통증을 완화하고 자율 신경을 조절할 능력을 더하여 스스로의 몸을 치유할 능력을 키워주는 것에 있다.

▎전침

일반적인 침술에 전기 자극을 더하는 전침 요법은 전립선 부위의 근육을 이완시켜 증상을 개선하는 효과가 상당히 있다. 경혈 부위에 전류를 흘려보내는데 그 세기를 원하는 만큼 조절할 수 있어 증상의 정도나 환자의 상태에 따라 차별적인 치료가 가능하다.

전립선염 환자들의 전립선 주위 근육은 피가 몰려 있고 염증과 세균이 있어서 늘 긴장하고 있는 상태다. 또 그런 근육의 긴장이 증상을 더 악화시키는 요인이 되어 악순환을 되풀이한다.

이에 따른 전침이 들어가는 경혈은 신유, 방광유, 상료, 차료 등이다.

이 밖에도 방광이나 전립선에 직접 자극을 주거나 신장, 방광 기능과 관련이 있는 아시혈에 사용한다. 이러한 침 치료는 환자의 배뇨 증상을 개선시키고 회음부 통증을 줄여 주며 잔뇨감 증상을 개선시키는데도 효과를 볼 수 있다.

침 혈 자리

① 신유 : 신장염, 유정, 조루, 소변탁, 요혈, 방광 경련, 빈뇨 등
② 방광유 : 방광염, 유뇨, 임병, 요실금, 비뇨생식계 질병,
          음부습양, 소변적섭
③ 상료 : 음양, 음위, 임탁
④ 차료 : 고환염, 소변적, 임병, 음기통

▎이침

침술의 종류와 이름은 정말 다양하다. 얼굴에 침을 놓는 면침에서 벌의 독을 이용한 봉침, 한약에서 유효성분을 추출해 약액

을 주입하는 약침 등 참으로 다양한 침술요법이 있다. 이 중에서도 귀에 침을 놓는 이침은 오랜 전통을 자랑하는 뛰어난 침술이다.

이침은 우리 식으로 말하면 동의보감에 해당하는 중국 의학의 고전 황제내경(黃帝內經)에 소개된 오래된 침구법으로 명나라 때에는 귀의 혈자리 지도인 이혈도(耳穴圖)가 완성되어 더욱 대중적으로 보급되었다.

인체는 모든 부위가 개별적으로 존재하는 것이 아니고 서로 연결되어 있다. 때문에 손바닥이나 발바닥을 인체의 축소판이라고 부르는데, 귀 역시 인체의 오장육부를 그대로 담고 있는 축소판이다.

이렇듯 귀에는 약 270여 개의 이혈이 분포되어 있는데 그 중 약 95개 정도의 혈이 표준 이혈로 구분되며 각종 질병을 치유, 예방할 수 있다.

이침의 방법에는 압침, 사혈, 자석, 압환 요법 등이 있다. 압침 요법이란 보통 반창고와 함께 쓰는 작은 침으로 혈을 자극하는 방식이며 사혈은 관련 부위의 피를 뽑아 어혈을 관리해 주는 것이다.

또 굳이 침을 사용하지 않고 해당 부위를 직접 마사지만 해 주어도 어느 정도는 효과를 보게 된다.

전립선염과 관계된 이혈 부위는 역시 전립선, 고환, 뇌하수체, 신장, 방광, 요도, 심장점 등이며 이 부위에 사혈을 하거나 압침한다.

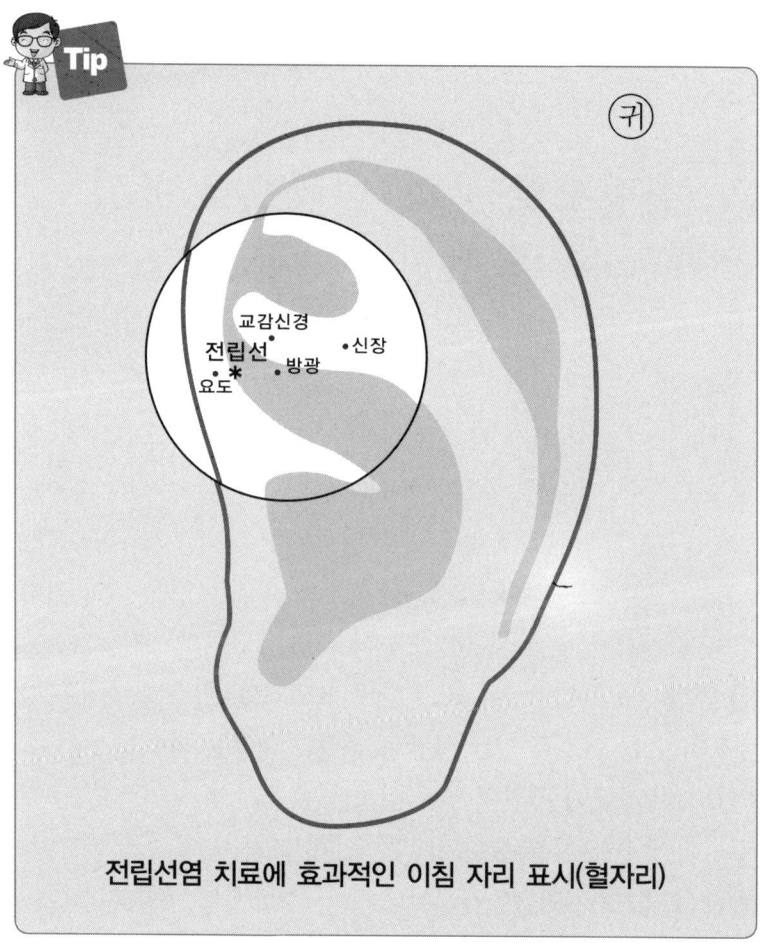

전립선염 치료에 효과적인 이침 자리 표시(혈자리)

양방으로 공격, 한방으로 방어

 어떤 스포츠건 간에 공격을 전문으로 하는 선수와 수비를 전문으로 하는 선수가 있으며 이들의 밸런스가 잘 맞아야 훌륭한 팀이 된다. 전립선염의 경우도 마찬가지다.
 한방으로 오장 육부를 바로 잡고 기와 혈의 순행을 도와 면역력을 증가시키는 것은 어찌 보면 수비에 해당한다. 때문에 강력한 공격수가 있을 경우 치료는 더욱 효과적인 것이 될 수 있다.
 특히 초기 치료에 있어 양방의 검진과 치료는 매우 중요하다. 과학적이고 근거 중심의 양방 검진은 세균의 정도와 백혈구, 전립선액의 검사를 통해 환자의 상태를 비교적 정확하게 알고 처방할 수 있다. 때문에 급성이나 초기 치료에서 양방과 한방이 협조한다면 만성으로 진행되는 것을 초기에 막을 수 있다.
 하지만 전립선염에서 세균성 환자는 10% 정도밖에 안 된다. 대부분이 세균이나 염증이 없는데도 증상이 나타나는 만성 환자이기 때문에 치료가 어려워지는 것이다.
 세균이 검출되지 않는다고 하지만 증상이 있는 것은 잡균이 있거나 비뇨생식기계에 면역력이 크게 떨어진 것이 원인이 될 수 있다. 이럴 경우 양방으로 소염제와 진통제 처방을 받으면서

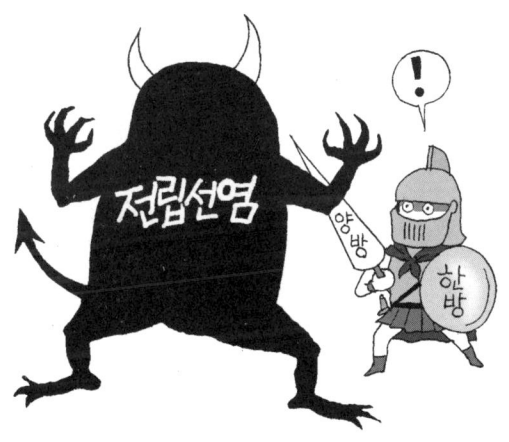

한방으로 잡균을 잡고 면역력을 키워 준다면 그 치료 효과가 배가 될 수 있을 것이다.

 사실 양방과 한방은 그 골이 깊어 같은 질환을 두고 협진 한다는 것이 그리 쉬운 일은 아니다. 그럼에도 많은 비뇨기과 의사들이 한빙과 손을 잡는 이유는 전립선염 치료의 어려움에 있다. 염증도 세균도, 비대나 이상 소견도 보이지 않는데 환자는 늘 통증이 있고 불편하다고 하니 답답할 노릇일 것이다.

 환자에게는 꾸준히 노력하면 전립선염은 완치될 수 있다고 격려를 하지만 속으로는 대체 원인을 규명할 수 없으니 막막하기만 했을 것이다. 그러던 중에 간혹 한약으로 증상이 좋아졌다며 최종적으로 확인하기 위해 비뇨기과를 다시 찾은 환자들을 보면서 한방의 어떤 원리가 증상을 호전시켰다는 믿음을 갖게 한 것이다. 여기에 속속 드러나는 한방의 여러 임상 결과가 신뢰를 더해 주었을 것이다.

 한방에서도 마찬가지이다. 한방에서 하는 검진 방법에는 한계가 있다. 보다 정확한 진단과 판단을 위해서는 양방의 검사 방식과 과학 기술이 실수와 오진을 예방할 수 있는 든든한 지원자가 된다.

2002년 월드컵 기간 동안 대한민국은 열광의 도가니로 빠져들었다. 월드컵 4강이라는 신화를 이뤄 낸 것은 단순히 공격이나 수비 한 가지만 잘 해서가 아니다. 승리라는 목표를 위해 모든 선수가 한 마음으로 하나가 되었기 때문이다.

전립선염도 마찬가지다. 양방과 한방의 벽을 허물고 난치의 이름을 가진 질병을 함께 치료해 나간다면 전립선염은 반드시 완치될 수 있다. 여기에는 또 하나의 선수, 환자의 노력이 필요하다. 그들에게 가장 중요한 것은 완치될 수 있다는 믿음으로 마라톤을 하듯 의사를 믿고 꾸준히 달리는 노력이다.

전립선에 도움이 되는 한방차

▮구기자

이시진(李時珍)의 본초강목(本草綱目)을 보면 "구기자는 독성이 없고 해열하며 체내에 있는 사기(邪氣), 가슴의 염증, 갈증을 수반하는 당뇨병이나 신경이 마비되는 질병에 좋다. 정기를 보하고, 폐나 신장의 기능을 촉진하여 시력이 좋아져 꺼져 가는 등불에 기름을 부은 것 같이 된다."라고 기록되어 있다.

구기자는 위로 오르는 화를 잡아 주고 뼈를 튼튼히 하며 음기를 보완하여 남성의 정력을 돕고 피부가 거칠어지는 것을 막아 준다. 구기자차를 오래 장복하면 인체 스스로가 가지고 있던 생리 작용을 원활하게 하여 오래 묵은 병의 자각 증상을 자신도 모르는 사이 잊게 만들어 건강을 되찾아 준다.

구기자 잎은 혈관벽을 튼튼히 하고 동맥경화를 막는 비타민C가 들어 있으며 열매는 혈액 순환이 활발해지도록 돕는다. 잎과 열매는 차를 끓이거나 술을 담가 먹으며 잎은 나물을 부쳐 먹기도 한다. 한방에서는 소갈(消渴), 도한(盜汗) 등의 해열제로 쓴다.

- 구기자 또는 구기자 잎을 물에 씻어 물기를 뺀다.
- 구기자 열매는 찬물에 얼른 씻어 건진 다음 주전자에 넣고 고운 붉은 색이 우러날 때까지 끓인다.
- 물이 끓으면 불을 줄여 약한 불로 은근하게 오래 달인 후 건더기는 체로 걸러 낸다.
- 꿀, 설탕과 함께 먹거나 생강, 계피, 대추와 함께 끓이면 맛이 좋아진다.

▌산수유

산수유는 약간 따듯한 성질에 신맛을 갖고 있는데, 간과 신장을 보호하고 생리 기능과 정력을 강하게 하는 효과가 있다. 소변이 찔끔거리거나 나오기 힘들 때, 땀을 자주 흘리고 요통, 신경쇠약, 어지럼증이 있을 때 허약해진 콩팥의 기능을 강하게 한다. 또 무릎이 시리거나 요통이 있는 경우에 좋다.

그리고 자양 강장 효과가 있어 정력을 좋게 한다. 특히 산수유가 주원료가 되는 팔미지황환과 육미지황탕은 원기를 올려주고 신장 기능을 강화해 조루, 발기 부전이나 정자 수 부족이 불임의 원인일 경우에 자주 사용된다. 산수유차는 오래 두고 먹어도 부작용이 없고 오히려 몸이 가벼워지며 무기력증, 조루 현상, 이명 현상, 원기 회복 등에 유익하다.

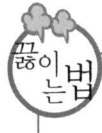
- 씨를 빼내 말린 산수유 열매 한 티스푼에 물 한 컵 정도의 분량을 맞춘다.
- 붉은 색이 우러날 때까지 끓여 마신다.
- 구기자, 대추, 오미자 등과 함께 끓여 마시기도 한다.

▌산약

산약은 참마를 말려 만든 약재를 뜻하는데, 영양분이 풍부하며 소화를 돕고 설사를 멎게 하는 효능이 있다. 예로부터 병후 회복이나 전신 쇠약 혹은 비위가 약하거나 피로감이 심할 때 약재로 써 왔다. 특히 밤에 소변을 자주 보는 야뇨나 몽정이 있을 때, 식은땀을 흘릴 때 민간요법으로 많이 애용되어 왔다. 마에 들어 있는 '뮤틴'은 소화 효소를 촉진시키고 단백질의 흡수를 돕는 성분이다.

마에는 칼륨이 풍부하여 췌장의 인슐린 분비를 촉진시켜 당뇨에 좋으며 사포닌 성분이 함유되어 있어서 혈관의 콜레스테롤 수치를 낮춰 주는 역할을 한다. 예로부터 메주에 마즙을 넣어 만든 마장국을 먹으면 중풍에 걸리지 않는다는 말이 있다.

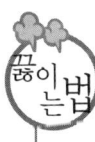

- 산약 10g에 물 5컵 정도의 분량을 맞춘다. 꿀 2큰술과 대추가 있으면 좋다.
- 산약이 부드러워질 때까지 물과 함께 약한 불에서 끓인다.
- 건더기를 건져내고 꿀을 넣어 식힌다.
- 씨를 발라낸 대추를 산약차에 띄운다.

소변보는 즐거움

"시원하십니까?"
"거짓말 조금 보태면 폭포수 같아요."
얼마전 내원했던 20대의 한 환자가 좀처럼 얼굴에서 미소를 감추지 못한 채 아이처럼 즐거워하며 말했다. 근 몇 개월간의 고통이 사라진 듯 마냥 들떠 있는 사람처럼 보였다.

모르는 사람이 보면 소변을 시원하게 보는 게 뭐 그리 신나는 일인가 할 것이다. 하지만 전립선 질환을 앓아 본 사람이라면 가뿐한 소변의 즐거움이 얼마나 큰 것인지 뼈저리게 느낄 것이다.

보안 업체에서 격일 근무를 하는 이 환자는 일주일에 서너 번은 술을 마실 정도로 자주 마셨다. 전립선염 증상이 나타난 것은 벌써 2년이나 되었다고 한다.

항생제와 소염제를 복용하면서 조금 차도가 있나 싶었는데, 어느 날 우연히 한 여성과 성 관계를 나눈 후 증상이 크게 악화되었다. 아직 20대 중반의 나이에 이런 증상들은 가히 충격적이었다.

그러면서도 항생제를 꼬박꼬박 먹으면서 언젠가는 낫겠지 하

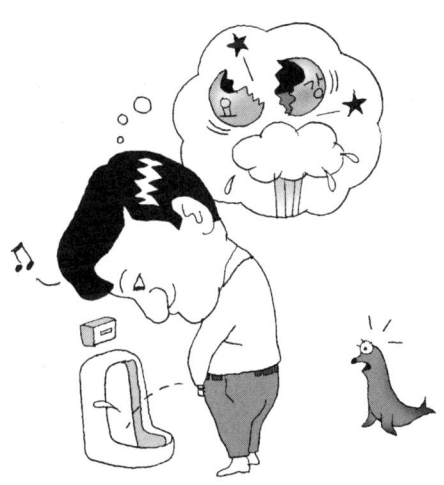

　고 생각지만, 최근에 들어서는 빈뇨와 잔뇨감이 심해지면서 끊임없이 그를 괴롭혔다. 더군다나, 통증이 심해지면서 앉아 있는 것조차 힘이 들 지경이었다.

　남성에게만 있는 전립선은 방광 바로 밑에 밤톨 크기 정도의 부드러운 지방 조직이다. 그 속으로 요도가 통과하고 있어서 전립선이 비대해지거나 염증이 생기면 통증과 함께 소변 줄기에 이상이 생기며 성기능 장애를 불러 올 수도 있다. 또한 전립선은 단순한 통로의 역할뿐만 아니라 고환, 정낭과 함께 정액의 액체 성분 중 3분의 1을 만드는 '남자의 샘' 이기도 하다.

　전립선이라는 샘에서 만들어진 액체는 정자에 영양을 공급하고 사정된 정액이 굳지 않도록 액화시킴으로써 정자의 운동성을 높여 주어 수태를 돕게 된다. 또 전립선액은 알칼리성으로 여성 나팔관의 강산성 농도를 중화시켜 나팔관에 도착한 정자가 무사히 난자와 만나 수정이 이루어지도록 도와주는 정자 활동의 중요한 매개체이기도 하다.

이 환자의 경우, 전립선에 염증이 생겨 배뇨의 어려움과 함께 통증이 동반된 것이었다. 전립선은 간혹 물혹이나 결석이 생기는 경우도 있긴 하지만 대체적으로 전립선염과 전립선 비대증, 그리고 전립선암 등으로 구분할 수 있다.

이 가운데 전립선염은 청장년의 남성 10명 중 3명이 앓고 있는 아주 흔한 병이다. 남자로 일생을 살면서 약 50%, 절반가량이 전립선염을 경험하며 비뇨기과 환자의 25%가 전립선염 환자로 추정될 만큼 주변에 흔한 질병이다.

무엇보다 자주 화장실에 가야 되고 갈 때마다 통증이 동반되던 이 환자의 경우, 폭포수처럼 소변을 보는 기쁨은 형언할 수 없는 즐거움이 되었다. 물론 그런 기쁨을 되찾기까지는 쉽지 않은 과정을 겪어야 했다.

전립선염 환자 중에는 만성 환자가 많으며 방치해서 병을 키운 경우도 적지 않다. 이 환자가 바로 그런 경우였는데, 본원이 개발한 시원쾌통탕 한 제를 우선 처방 받은 뒤에 증상이 크게 호전되었다.

처방 받은 지 15일 만에 다시 내원한 그는 통증이 50% 이상 감소되었다며 놀라워했다. 특히 소변이 마치 폭포수 처럼 시원하게 나온다며 즐거워했다.

그 후 그의 별명은 폭포수가 되었고 몸의 기운을 보강하는 프리미엄 시원쾌통탕 한 제를 더 처방 받아 치료를 완료했다. 격일 근무와 음주 때문에 재발의 우려가 있어 특별히 주의를 주긴 했지만, 아직 젊은 나이이고 최초 증상에서 비교적 관리가 잘 되었기 때문에 좋은 성과를 보인 경우였다.

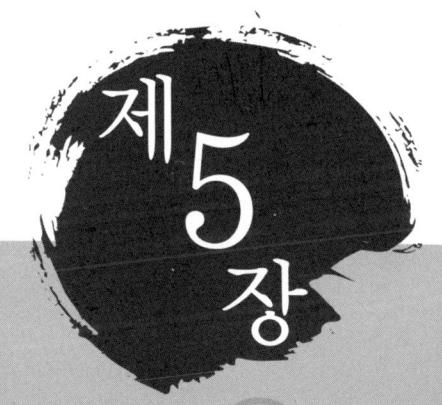

제5장

치료 사례

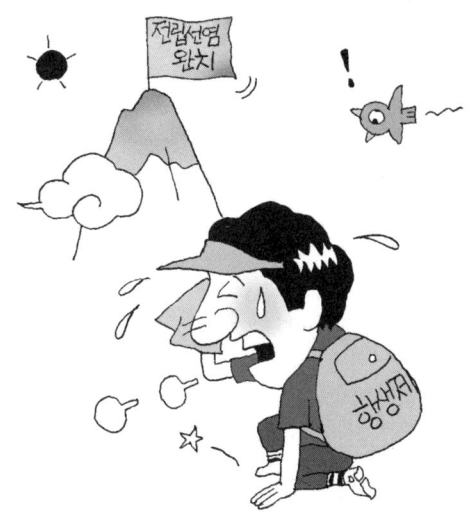

고개 숙인 윤 기자

한 일간지에서 기자 생활을 하고 있는 45세 윤○○ 환자의 이야기이다. 그에게 전립선염 증상이 나타난 것은 1년 전쯤이었는데 최근 3~4개월 사이 증상이 심해져 영도한의원에 내원했다.

윤 기자는 본원에 찾아오기 전 비뇨기과에서 약 20회 정도 치료를 받았다고 한다. 하지만 약을 먹고 치료를 받을 때는 잠시 괜찮은 듯하다가도 과음을 하거나 피곤할 때는 쉽게 재발이 되곤 했다.

양방으로는 근본 치료를 할 수가 없었던 것이다.

원래 기자 생활이라는 것은 출퇴근 시간도 일정하지 않고 계속되는 긴장 속에서 일을 해야 하는 직업이다. 또한 업무의 연장인 술자리 역시 잦았다고 한다. 그러고 보니 오히려 재발은 되지 않는 게 이상할 정도의 상황이었다.

진료를 해 본 결과 그의 신체 컨디션은 평상시에 비해 70% 정도 떨어져 있었다. 게다가 성기능이 저하되고 조루 증상마저 함께 나타나고 있었다. 뿐만 아니라 회음부에 통증을 느끼고 있었고 소변도 시원하게 보기가 어려웠다.

그는 통증으로 인한 고통도 고통이려니와 성기능 저하로 인해 정말 큰 스트레스를 받는 듯했다.

아직은 남성으로서 충분히 자신감을 가질 나이인데 예상치 못한 증상이 나타나자 크게 당황한 눈치였다. 가뜩이나 몸도 힘든데 성기능 저하로 인한 정신적인 충격으로 인해 그는 거의 자포자기의 심정이었다.

더구나 규칙적이지 못한 업무로 인해 위장 기능도 많이 약해져 있었다. 아마 이런 증상이 나타난 데는 오랜 기간 동안 복용해 온 항생제도 한몫을 했을 것으로 여겨진다. 또한 직업의 특성상 운동량이 많다 보니, 체력이 소진되어 증상이 악화되고 재발되는 경향이 있었다.

나는 프리미엄 시원쾌통탕 1개월분을 처방해 드리면서 동시에 소화제를 함께 처방했다. 한 달 후 다시 내원한 윤 기자는 밝은 표정으로 통증도 사라지고 소변도 시원하게 볼 수 있게 됐다고 기뻐했다. 더구나 성기능과 조루 증상도 점차로 회복되는 듯하다고 했다.

하지만 그 때가지 왼쪽 대퇴후면의 떨리고 통증이 나타나는 증상은 없어지지 않은 상태였다. 나는 시원쾌통탕 1개월 분을 다시 처방했다. 한 달 후 대퇴후면의 통증이 거의 사라졌고 치료 역시 완료되었다.

소변 때문에 직장을 그만두었다고?

 소변 때문에 직장을 그만두었다고 하면 십중팔구는 그게 말이 되냐며 의아해할 것이다. 하지만 전립선염 환자들이라면 저절로 고개를 끄떡일 것이다. 그리고 이런 일은 실제로 일어나고 있다.

 1년 전쯤, 영도한의원을 찾아온 정○○ 씨라는 환자가 있었다. 그는 알만한 컴퓨터 게임 회사의 프로그래머로 일하는 사람이었다. 하지만 당시 그는 새로 시작된 프로젝트를 담당하게 되면서 1년째 격무에 시달리고 있었다.

 게임 프로그래머라고 하면 다들 괜찮은 일을 한다고 생각할 것이다. 하지만 정 실장의 말에 의하면 야근을 밥 먹듯 하고 바쁠 때는 집에도 잘 들어갈 수 없을 만큼 고된 직업이라고 한다.

 하여튼 그는 새로운 프로젝트를 맡으면서 1년 내내 하루 평균 15시간 이상 의자에 앉아 컴퓨터 화면만 들여다보는 신세가 됐다. 더구나 회사의 운명을 좌우할 만큼 중요한 프로젝트였기 때문에 그가 받는 스트레스는 상상할 수 없을 정도로 심했다.

 그러던 어느 날 갑자기 몸에 이상이 나타났다. 소변이 잦아지기 시작한 것이다. 처음에는 몸이 피곤해서 나타나는 일시적인

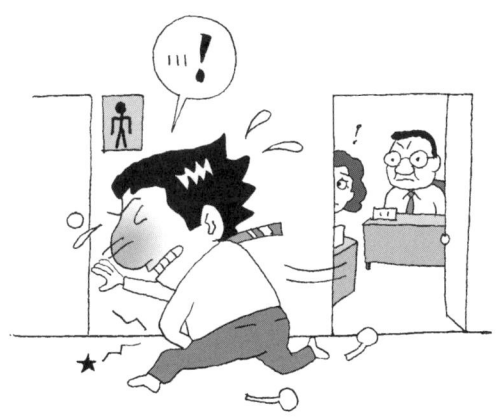

현상이겠거니 하고 생각했다고 한다. 하지만 그 이후로 증상은 점점 더 심해져만 갔다.

결국 밤중에도 소변을 참을 수 없어 잠에서 깨는 일이 빈번해졌고 그 횟수도 점점 더 늘어났다. 밤에 거의 한숨도 자지 못하는 지경에 이르고 만 것이다. 잠들만 하면 오줌이 마려워 거의 뜬눈으로 밤을 지새우는 것과 마찬가지였기 때문이다.

그러다 보니 자신이 맡은 프로젝트에 집중하기가 어려웠다.

일과 중에도 수시로 화장실을 들락거려야 했고, 숙면을 취할 수 없다 보니 작업 능률도 떨어졌다. 시간이 지나갈수록 그는 점점 더 회사의 신뢰를 잃게 되었다.

전립선염의 대표적인 증상의 하나가 바로 소변 욕구가 생기면 거의 참을 수 없게 된다는 것이다.

그러니 아무리 급한 일이 있더라도 만사 제쳐 두고 화장실로 달려가지 않으면 실례라도 할 것 같은 조급증이 생긴다. 그러나 막상 소변기 앞에 서면 또 제대로 나오지도 않고 시원하지도 않다. 그런 악순환을 몇 개월 거치면서 그는 이 병원 저 병원 돌아

다니며 항생제 치료도 받고 보조 치료도 해 보았다. 하지만 전립선염 질환에는 별로 차도가 보이지 않았고, 회사 생활은 나날이 힘들어져만 갔다.

결국 정 실장은 회사에 사직서를 제출하기에 이르렀다. 하지만 치료를 받아도 좀처럼 증상이 호전되지 않았고, 전립선염에서 회복되면 회사에 복귀하려던 그의 꿈마저 접게 되었다.

사실 그의 전립선염은 하루 종일 거의 의자에 앉아 생활하는 그의 업무의 특수성 때문이다. 과도한 좌식 생활로 인해 회음부에 울혈이 쌓일 수밖에 없기 때문이다. 그나마 때때로 가볍게 운동을 하거나 해서 몸을 돌보았다면 다행이었을 텐데 그 때는 그런 일도 사치로 느껴질 만큼 시간이 빠듯했다고 한다.

한 지인의 추천을 받고 처음 영도한의원을 찾았을 때 정 실장의 어깨는 축 처져 있었다. 직장을 잃어 의기소침해진 데다가 전립선염으로 인한 고통까지 더해 스트레스가 극심한 상태였던 것이다.

진료를 해 보니 그는 요도 부위에 통증을 느끼고 있었고 전립선염 증상으로 인해 성기능 역시 30~40% 감소한 상태였다. 또 소변을 보고 난 이후 속옷을 적시며 아침에 일어날 때도 몸이 천근만근 무거운 데다가 만성 피로 증상까지 느끼고 있었다.

나는 일단 그에게 프리미엄 시원쾌통탕을 보름 치 처방해 주었다. 그 결과 몸의 컨디션이 향상되면서 아침에 일어날 때 몸이 가벼워지고, 전립선염 증상 역시 조금씩 호전되고 있음을 환자가 느끼게 되었다.

보름 후 다시 한 번 프리미엄 시원쾌통탕을 한 제 더 처방했는데, 그 뒤 전립선염 증상이 거의 사라져 치료를 완료했다.

무기력한 소방관

어느 날 45세의 소방관 이○○ 씨가 영도한의원을 찾아왔다. 그는 어찌 된 일인지 기운이 하나도 없어 보였다. 특히 증상에 대해 물을 때도 말에 힘이 없어 대답을 하는 게 힘들어 보일 지경이었다. 기어 들어가는 듯한 목소리로 겨우겨우 자신의 상황에 대해 설명할 수가 있었다.

하지만 놀랍게도 그의 직업은 소방관이었다. 극한의 위험도 마다하지 않고 다른 사람의 생명을 구하는 소방관의 이미지와 내 앞에 있는 환자의 모습은 도무지 일치가 되지 않았다. 의사인 내 입장에서도 어떻게 이런 일이 일어날 수 있는지가 의아할 정도였다.

그렇지만 가만히 이야기를 듣다 보니 곧 그의 처지가 이해되었다. 그는 전립선염으로 인한 전신 무력증으로 인해 일상 생활이 힘들 만큼 고통을 받고 있는 상황이었다.

이 소방관은 2년 전 쯤부터 비뇨기과에서 전립선염 치료를 받아 오고 있었다. 그런데 위장 장애로 인해 몸이 더 이상 항생제를 받아들이지 못하게 되자 고민 끝에 한약 치료를 받기로 결심한 모양이었다.

안 그래도 소변이 자주 마렵고 통증과 빈뇨 등의 증상이 있었지만, 최근에는 그것이 전신 무력증으로까지 발전해 하루하루 생활하기가 힘든 지경에 이른 것이다.

주된 이유는 역시 야간 빈뇨 때문이었다. 숙면은 고사하고 잠을 자려고 해도 30분 정도마다 화장실 생각이 나니 거의 잠을 잘 수가 없었다.

하루 이틀도 아니고 매일 그런 일이 벌어지니 아무리 튼튼한 사람이라고 해도 어떻게 견딜 수가 있겠는가? 결국 직장 생활을 하는 것도 힘에 부칠 정도였다.

또한 요도 부위에 작열감이 느껴질 때도 많아 성욕마저 크게 떨어진 상태였다.

이 환자에게는 일차로 프리미엄 시원쾌통탕을 처방했는데, 한 달 후 재차 내원했을 때는 잔뇨감과 몸의 컨디션이 점차 나아짐을 느낀다고 하면서 아주 밝은 표정이었다.

이어 시원쾌통당 2제를 추가로 처방하여 치료한 결과 지긋지긋한 전립선염과 전신 무력감에서 벗어날 수 있었다. 지금도 길거리에서 소방관만 보면 이 환자 생각이 나서 나도 모르게 입가에 미소를 띠곤 한다.

나쁜 항생제 1

앞에서도 말했지만 만성 전립선염은 항생제를 투여해도 치료 효과가 별로 없는 경우가 많다.

전립선이 인체 깊숙한 곳에 위치하고 있고 약물이 잘 침투하지 못하는 세포로 구성되어 있기 때문이다.

따라서 항생제 치료는 그 효과가 높지 않은 경우가 많으며 오랜 시간 복용했을 경우에는 내성 등의 문제로 인해 몸에 문제를 일으키는 경우가 적지 않다.

한번은 민원실에서 근무한다는 33세의 공무원 장○○ 씨가 영도한의원을 방문한 적이 있었다. 10년 전부터 전립선염 증상과 요도염이 있어 항생제와 소염제를 복용하였으나 별다른 치료 효과를 보지 못한 사람이었다.

게다가 항생제와 소염제를 장복한 후유증으로 소화 기능이 크게 떨어져 있는 상태였다.

특히 이 환자는 양쪽 고환이 당기며 힘을 주지 않으면 소변 보기가 어려운데다 오줌이 갈라져 나오는 증상을 호소했다. 또한 소변을 참기가 매우 힘들며 성기능 또한 정상일 때에 비해 50% 정도 감소되어 있는 상태였다.

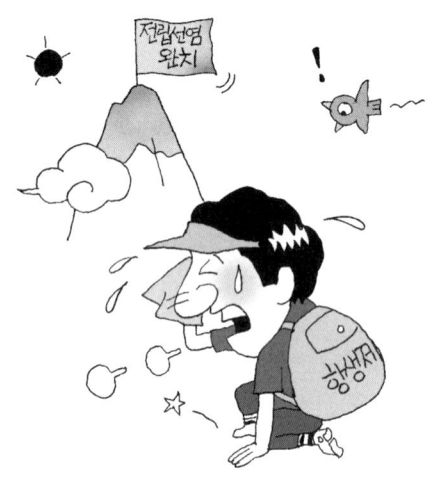

　더군다나 오랫동안 전립선염 치료를 받았지만, 차도가 별로 없는 터라 심신이 지칠 때로 지쳐 있었다. 당연히 몸이 무겁고 항상 피곤하며 완치에 대한 기대 역시 못하는 눈치였다.
　이 환자에게 프리미엄 시원쾌통탕을 처방하자 복용 4일 후 양쪽 고환의 당김 증상이 호전되었고 성기능이 점차 좋아진다는 걸 느끼기 시작했다.
　15일 정도가 경과한 뒤에는 고환의 당김 증상이 30~40% 이상 호전되었으며, 소변을 참기 힘든 증상과 성기능이 회복되었다. 그 뒤 일반 전립선 치료제인 시원쾌통탕을 다시 처방하여 완치하였다.
　다만 원래 몸과 성격이 좀 예민한데다가 구청 민원실에서 근무하고 있어서 주 1회 이상의 침구 치료를 병행했다. 또한 전립선염 질환의 재발에 큰 영향을 미치는 스트레스의 관리에 각별히 주의를 부탁했다.

나쁜 항생제 2

 가끔씩 전립선염 치료를 위해 나이 지긋한 어르신들이 찾아오는 경우가 있다. 어느 날 영도한의원을 찾은 반백의 윤○○ 씨 역시 나이가 69세나 되었다. 정년퇴직을 한 뒤 머리를 식히며 사업 계획을 세우는 중이라고 했다.
 이 분은 20여년 전에 생긴 요도염으로 인해 비뇨기과에서 치료를 받은 적이 있었다. 그 때 비뇨기과에서 전립선을 건드린 이후로 전립선염의 증상이 함께 나타났다고 하니 억울하기 짝이 없었다.
 또 나이보다는 정정해 보이였지만 젊은 시절 음주와 흡연을 즐겨서 간 기능이 좋지 않은 상태였다.
 비뇨기과 치료를 오랜 시간 받았지만 좀처럼 차도를 보이지 않자 최근에는 민간요법을 알아보다가 본원을 알게 되어 내원하게 되었다고 했다.
 이 환자 역시 항생제를 오래 복용한 탓에 소화 상태가 매우 좋지 않았다. 아니나 다를까. 진료를 해 보니 항생제나 한약을 잘못 복용하면 위장 장애가 일어나기 쉬운 체질이었다. 그런 사람이 오랫동안 항생제를 복용했으니 간과 위에 문제가 생기고 소화 장애가 심한 상태였다.

또한 약을 오랫동안 복용하면서 생긴 내성으로 인해 항생제의 치료 효과도 거의 기대할 수 없는 상황이었다.

전립선염의 증상은 전립선 부위가 따갑고 요도 부위까지 통증을 느끼는 등 심각한 수준이었다.

먼저 소화 장애를 해결하기 위해 1주일에 2~3회 침 치료를 시행하면서 동시에 프리미엄 시원쾌통탕을 처방했다.

소화 장애가 있으면 아무리 좋은 약을 먹는다고 해도 그 효과를 충분히 발휘할 수 없다. 따라서 전침 요법과 부항 치료를 통해 소화 상태를 좋게 하면서 약의 흡수를 도와야 했던 것이다. 동시에 한방 소화제를 함께 처방하여 위장 장애가 있을 때 복용할 수 있도록 했다.

프리미엄 시원쾌통탕 3제 처방 후 따갑고 아픈 증상이 호전되어 전립선염 치료를 완료했다. 하지만 소화 장애가 여전히 남아있어 그 후 몇 달 동안 주 2~3회 내원하여 위장 치료 침구 요법을 받았다.

전립선염과 운전은 상극

　전립선염이 얼마나 치료가 어려운 병인지를 가끔 느낄 때가 있다. 서울과 멀리 떨어진 지방에서 영도한의원을 찾아오는 환자들이 있기 때문이다. 심지어는 치료를 위해 외국에서 본원에 내원하는 사람도 있다.
　운전을 직업으로 하는 39세의 안○○ 씨 역시 이런 경우였다.
　이 환자는 치료를 위해 부산에서 직접 내원했다. 전립선이 얼마나 고통스럽고 비뇨기과 치료가 얼마나 어려운 병이면 치료를 받기 위해 그 먼 곳에서 직접 서울까지 찾아왔겠는가?
　이 분의 경우에는 4년 전에 비임균성 요도염을 처음 진단받았다. 그런데도 가끔 증상이 나타날 때만 항생제와 소염제를 드시면서 소극적으로 관리를 했다고 한다. 그러던 중, 최근 갑자기 증상이 나타나는 빈도가 잦아지고 통증도 심해져 한의원을 찾게 되었다.
　진료를 해 보니, 전립선 염증과 전립선 비대증이 함께 동반된 경우였다. 또한 비뇨기과에서 진단한 내용을 보니 방광에 물혹과 결석 2개가 있으나 아직 큰 문제가 될 단계는 아닌 것으로 되어 있었다.

하지만 이 분이 겪는 고통은 회음부가 뻐근하고 아랫배가 아프며 부고환에 통증을 느끼는 등 만만한 것이 아니었다. 또한 소변을 보고 난 뒤에 잔뇨감을 심하게 느꼈고, 빈뇨 증상도 동시에 나타나고 있었다.

1차로 시원쾌통탕을 처방한 후에는 농뇨 증상이 거의 사라졌으며 잔뇨와 빈뇨감이 호전되었다.

하지만 몸이 피곤할 때나 장거리 운전을 할 때는 다시 증상이 재발되는 경향이 있었다. 아마도 직업의 특성상 장거리 운전을 많이 하기 때문인 듯했다.

시원쾌통탕을 다시 한 번 처방한 후에는 회음부와 아랫배의 뻐근한 통증은 거의 없어졌다.

하지만 장거리 운전으로 인한 스트레스로 인해 성욕이 저하된 것 같다고 말했다.

결국 한 번 더 시원쾌통탕을 처방하였고, 복용 후 부고환 통증이 거의 사라지고 성기능도 향상되어 치료를 완료하였다.

또한 예방 차원에서 운전 중에 잠시 할 수 있는 스트레칭 운동에 대해 설명해 줬다. 장거리 운전이 전립선염에는 매우 좋지 않은 영향을 미치기 때문이다.

10년 동안의 치료

　죄송한 말이지만, 양방에서는 전립선염을 근본적으로 치료하는 것이 불가능하다. 왜냐하면, 대부분의 전립선염 환자들이 비세균성 전립선염 환자들이기 때문이다. 실제로 세균성 전립선염 환자는 전체 환자의 10%에 불과할 뿐이다.
　이것은 곧 그 근본 원인이 무엇인지 정확히 알지 못하는 상태에서 양방병원이 제한적인 방법으로 전립선염 치료를 한다는 말이 된다.
　하지만 한의학에서는 전립선염이 기본적으로 간, 신장, 방광 등의 건강과 밀접한 연관이 있다고 생각한다. 따라서 전립선과 관계된 장기들을 다스려 기의 흐름을 원활하게 해 주고 나쁜 기운을 몰아내면 근본 치료가 가능하다.
　사실, 전립선염 치료를 하다 보면 왜 이런 말을 하게 되는지를 이해하게 되는 경우가 있다.
　얼마 전 60세의 박○○ 씨라는 사람이 영도한의원을 찾아왔다. 불행하게도 이 분은 10년 동안이나 이 병원 저 병원을 찾아다니며 전립선염을 치료하기 위해 노력했었다.
　하지만 아직까지 완치는커녕 증상이 조금도 나아지지 않고 있다고 했다.

 진료를 해 보니 전립선 염증과 함께 1년 전쯤부터 전립선 비대증과 함께 나타나기 시작한 환자였다. 소변이 차면 우측 하복부가 뻐근해지고 소변이 흘러나와 속옷을 적시는 증상이 나타난다고 했다. 게다가 몸이 피곤할 때는 눈이 침침해지는 현상이 나타나고 성기능도 20~30% 정도 저하된 것으로 보였다.

 프리미엄 시원쾌통탕을 처방하고 저하된 몸의 상태를 호전시키기 위해 침구 치료를 주 2~3회 병행하자 소변이 차며 뻐근한 증상이 호전되었다.

 반면에 소변이 흘러나와 속옷을 적시는 증상은 여전하고 소변 줄기에 힘이 없다고 하여 2차 프리미엄 시원쾌통탕을 처방했다.

 그 후 소변이 차면 우측 하복부가 뻐근한 증상은 거의 사라졌지만 요도 끝에 소변이 차는 느낌과 소변을 참았다 보게 되면 뻐근한 증상이 있다고 하여 3차 프리미엄 시원쾌통탕을 처방하고 치료를 완료했다.

 소변을 참으면 뻐근했던 증상도 호전되었고 아침에 일어날 때 머리가 맑아지고 침침하던 눈도 맑아졌기 때문이다.

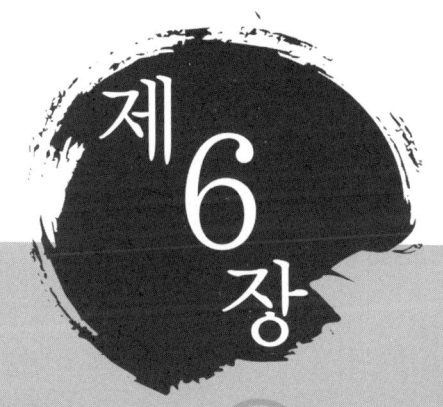

제6장

최유행 원장과 함께 하는 Q & A

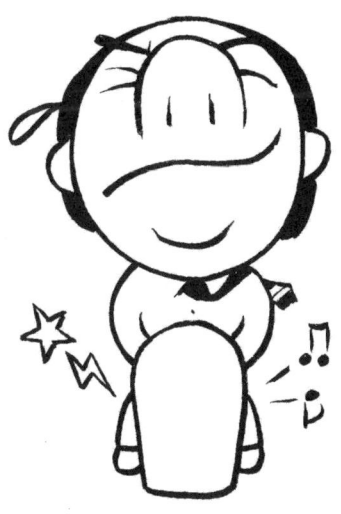

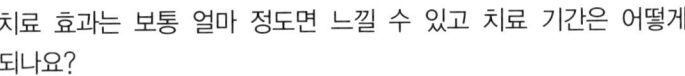 **치료 효과는 보통 얼마 정도면 느낄 수 있고 치료 기간은 어떻게 되나요?**

전립선염을 진료하며 가장 많이 받는 질문이 한약을 얼마나 먹어야 치료가 되느냐는 것입니다.

이것은 환자의 증상 정도와 건강 상태, 심리적인 환경 등에 따라 차이가 있습니다. 일반적으로 7~15일 사이에는 대부분의 환자들이 증상이 호전되는 것을 느끼고 한두 달 사이에는 증상이 90% 이상 사라지는 것을 확인할 수 있습니다.

그러나 만성 전립선염으로 오랜 기간 고생하셨던 분은 그만큼 치료가 늦어지게 되는데, 보통 2~3개월 정도 꾸준히 시원쾌통탕을 복용하시면 증상의 90% 이상이 사라지는 것을 느낄 수 있습니다.

약물 복용과 함께 한의원에 내원하시어 침구 요법과 부항 요법을 함께 받으시면 치료 기간이 그만큼 빨라지게 됩니다.

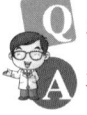 **전립선염 치료제인 시원쾌통탕 처방은 누구에게나 같은 건가요?**

환자에 따라 그 증상과 병을 앓아 온 기간이 다릅니다. 또한 각자의 체질이나 원기의 차이가 있는데 같은 처방을 할 수는 없겠지요. 시원쾌통탕이란 일정하게 정해져 있는 처방이라기보다는 환자에 따라 기본적인 처방을 위주로 가감되는 치료제로 보시면 될 것 같습니다.

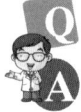 **완치가 되나요? 재발은 되지 않나요?**

전립선염은 그 치료가 어렵고 재발이 빈번해서 완치라는 표현 대신 관리라는 표현을 쓰기도 합니다. 사실 모든 병은 완치라는 표현이 어렵습니다. 차에 한번 기름을 넣는다고 평생 유지되지 않는 것과 마찬가지입니다. 우리 몸도 똑같아서 무엇보다도 관리가 중요합니다.

그럼에도 불구하고 많은 분들이 시원쾌통탕 덕분에 다 나았다고 말씀해 주십니다. 오랜 기간 큰 고통을 겪으셨던 분들이기 때문에 증상이 호전된 것이 너무 기쁘고 이 정도면 살겠다 싶은 마음에 그렇게 말씀하시는 것 같습니다.

하지만 관리가 소홀하고 예전의 생활 패턴으로 돌아간다면 재발의 가능성은 언제나 있습니다. 이럴 때는 기름이 떨어졌다 생각하시고 다시 시원쾌통탕으로 보강하시는 분들도 계십니다. 전립선염의 완치는 호전된 후의 관리라는 것을 잊지 않아야 합니다.

한약을 장기 복용하면 간 수치에 이상은 없나요?

한약에 대한 오해 중 하나가 오래 복용하면 간이 안 좋아진다는 것입니다. 하지만 그 이야기는 근거 없는 것입니다. 물론 한약 약재에는 간 수치를 오르게 하는 부자, 천오, 초오 같은 것들이 있지만, 시원쾌통탕에는 이런 약재는 쓰지 않습니다.

한약의 간독성에 대한 연구는 이미 여러 차례 임상 실험을 통해 무관한 것으로 입증되있으며 간 건강에 도움이 되는 것으로 밝혀졌습니다. 그 동안 간이 안 좋아 다른 약을 입에 대지도 못하다가 시원쾌통탕으로 치료 받고 90% 이상 증상이 호전되어 고맙다고 하시는 분도 계십니다.

시원쾌통탕은 숙지황, 산약 등의 청정한 한약재를 사용하고 또 환자의 체질과 병증 등을 다각도로 고려하여 처방하기 때문에 장복으로 간이 손상되거나 양약처럼 내성을 키우는 등의 부작용이 전혀 없습니다. 특히 프리미엄 시원쾌통탕은 진단을 통해 몸을 보강하는 약재를 추가하기 때문에 간 건강을 오히려 좋게 할 수 있습니다.

치료 후 관리는 어떻게 해야 하나요?

전립선염은 질환의 특성 때문에 치료 후 관리가 무엇보다 중요합니다. 평소 생활에서 과로나 과음 등 몸을 돌보지 않고 무리하게 되면 재발할 가능성이 무척 높은 질병입니다. 때문에 치료 과정과 마찬가지로 전립선을 보호하는 생활 습관을 유지해야 합니다.

우선 배뇨 습관에 주의해야 합니다. 억지로 소변을 참거나 힘을 주어 소변을 보지 말고 항상 편안한 배뇨가 되도록 합니다. 충분한 수면과 규칙적인 생활로 가급적 스트레스 없는 평온한 마음을 유지하도록 힘씁니다. 물론 과도한 음주나 카페인 섭취도 좋지 않죠.

평상시 좋은 물을 많이 마셔서 전립선의 분비물을 가급적 많이 배출시키는 게 좋고 하반신을 중심으로 한 적당한 운동과 하루 30분 이상 걷는 것이 큰 도움이 됩니다. 좌욕이나 회음부 마사지로 긴장한 근육을 자주 풀어 주시고 정기적으로 검진을 받도록 해야 합니다.

물론 길어도 한 시간 이상 앉아 있는 것을 피하고 주기적으로 가볍게 몸을 풀어 주어야 전립선 순환을 좋게 할 수 있습니다. 차가운 곳에 앉아 있거나 몸을 조이는 속옷, 청바지 등은 가급적 피하고 승마나 자전거와 같이 회음부에 자극을 주는 운동도 피해야 합니다. 지나친 자위나 성 행위는 삼가시고 야채와 토마토, 콩 등 채식 위주의 식단을 유지하는 게 재발을 막아 줄 수 있습니다.

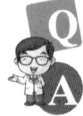

한약 복용 시 주의 사항은?

시원쾌통탕을 복용하는 데 특별히 삼가 해야 할 음식은 없습니다. 하지만 전립선염은 술, 고지방 음식물을 섭취하면 증상이 심해지므로 되도록 삼가시는 게 좋습니다. 또 채소와 콩 등 권장되는 식단으로 꾸미시는 게 좋습니다. 시원쾌통탕은 식전에 복용합니다. 이런 이유는 하초(下焦), 바로 배꼽 아래 비뇨기에 효과적으로 약기운을 보내기 위해서입니다. 간혹 식전에 복용하는 중에 변이 묽게 나오는 경우가 있는데, 이럴 때는 식후에 복용하시면 됩니다.

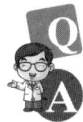
전립선염이 타인에게 옮겨지기도 하나요?

전립선염이 타인에게 전염되는 일은 거의 없습니다. 때문에 평소 생활에서 타인에게 옮을까 염려하는 일은 안 하셔도 됩니다. 하지만 전립선염 환자는 성생활을 할 때 주의를 해야 합니다.

전립선염의 경우 세균의 감염이 그 시작인 경우가 많습니다. 즉, 비위생적인 상태에서 타인으로부터 전염된 것입니다. 이런 세균은 타액을 매개체로 하여 전염되기 때문에 특히 성 관계에 주의해야 합니다.

또 만성 비세균성 전립선염이라 할지라도 세균 감염에 특별히 신경을 써야 합니다. 전립선과 요도 등 비뇨 생식기계의 면역 체계가 극도로 약해져 있기 때문에 건강한 사람이라면 물리칠 수 있는 정도에도 증상이 크게 악화될 수 있기 때문입니다.

특히 여성의 질 내부는 많은 세균이 번식하기 좋은 조건이므로 콘돔 착용이 필수적이며, 입 속에는 더 많은 세균이 살고 있으니 구강 성교는 가급적 피하는 것이 좋습니다. 부부가 함께 치료를 받으면 효과적으로 증상이 완화되는 것도 이런 이유 때문입니다.

스트레스 측정과 혈액 순환 검사는 왜 하나요?

스트레스 측정은 환자의 진맥을 보는 것과 마찬가지의 이치입니다. 스트레스 검사는 심장 박동의 미세한 파형을 분석하여 자율 신경계의 활동 정도를 분석하는 것입니다. 이것을 통해 스트레스에 대한 반응 정도, 건강 상태, 정신 생리학적인 안정 상태를 확인합니다. 환자의 스트레스 측정으로 몸의 상태를 파악하면 치료의 속도나 몸이 회복하는 정도를 예측하고 처방하는 데 도움이 됩니다.

혈액 순환 검사는 말초 혈관의 순환 상태를 보는 것입니다. 말초 혈관이 수축하여 혈액 순환이 올바르게 이루어지지 못하면 염증, 통증 등이 생기게 됩니다. 이것을 통해 비뇨 생식기계의 순환 상태를 간접적으로 파악할 수 있습니다.

Q. 10년 넘게 항생제를 복용하면서 만성이 되었는데 치료가 가능한가요?

A. 이런 환자야말로 시원쾌통탕 처방이 반드시 필요합니다. 항생제나 소염제를 장기간 드신 분이라면 심각한 부작용이 없었더라도 몸의 기능이 많이 떨어질 수밖에 없습니다. 때문에 반드시 몸의 면역 기능을 강화하고 염증을 제거해 주는 프리미엄 시원쾌통탕을 처방 받으시길 권합니다.

우리 몸은 나쁜 기운(邪氣)을 스스로 물리칠 수 있는 능력이 있습니다. 그런데 항생제를 오랜 기간 사용하게 되면 면역 기능이 떨어질 수밖에 없습니다. 프리미엄 시원쾌통탕은 한방의 원리로 우리 몸의 면역력을 높여 주는 부정거사(扶正祛邪)의 원칙을 따릅니다. 그래서 염증을 몰아내고 건강을 회복할 스스로의 능력을 키워 주게 됩니다.

Q. 증상은 없지만 예방으로 복용하면 도움이 되나요?

A. 증상이 전혀 없는데 일부러 약을 복용할 필요는 없습니다. 하지만 잔뇨감이나 야간뇨 등 미약하나마 증상이 있다면 예방 차원에서 미리 자세한 상담 과정을 거쳐 시원쾌통탕 처방을 받으시는 것을 권장합니다.

만성으로 고생하시던 많은 전립선염 환자들의 경우 벌써 수년에서 10여 년 전부터 병의 증상이 있었던 분이 많습니다. 하지만 별것 아니겠지 하고 방치하다가 결국 병이 만성으로 이어져 말로 할 수 없는 고통을 겪게 되는 것입니다.

세균 염증에 의한 급성이 아닌데도 약간의 증상이 나타난다면 만성의 전조라고 할 수 있습니다. 물론 말없이 증상이 사라져 주면 고맙겠지만 과음, 과로 등의 이유로 몸이 쇠약해지면 어김없이 증상이 돌아오는 것이 전립선염입니다.

그러므로 미세하나마 증상이 느껴지면 반드시 내원하셔서 자세한 진단과 함께 처방을 받으시는 것이 좋습니다.

양방에서는 약물 침투가 잘 되지 않아 치료가 어렵다고 하는데, 한방에서는 어떻습니까?

전립선이 위치하는 항문과 생식기 사이를 한방에서는 회음(會陰)혈이라고 합니다. 이 혈은 임맥(任脈)이라는 경맥이 시작되는 부위이기도 합니다. 회음이란 말 그대로 우리 몸의 음기가 모이는 곳이라는 뜻입니다. 바꾸어 말하면 우리 몸에서 혈액의 순환 기능이 가장 떨어지는 곳이란 뜻이기도 합니다.

때문에 전립선염은 약물이 잘 투과되지 않는 것으로 유명합니다. 혈액 순환이 어려운데다가 전립선 특유의 지방 세포를 약물이 효과적으로 침투하기 어렵기 때문입니다.

한방에는 치료 효과를 가진 약물을 특정 부위로 끌고 가는 인경(引經)약이라는 것이 있습니다. 이러한 인경약을 잘 활용하면 치료 효과가 있는 약물을 전립선까지 효과적으로 침투시킬 수가 있습니다. 바로 이런 것이 한방의 큰 장점이라고 생각합니다.

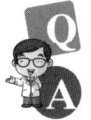
전립선염은 성병이 아닌가요?

전립선염에 걸리고 나서 부인을 의심하는 경우가 있습니다. 자신은 다른 사람과 성 관계를 맺지 않았는데, 전립선염 증상이 나타나면서 부인을 의심하게 되는 것이지요. 하지만 전립선염과 관련하여 배우자를 의심하거나 부부 관계를 기피하는 것은 전립선염에 관한 오해에서 비롯되는 것입니다.

불결한 성생활로 인해 세균에 의해 전립선염에 감염되는 경우는 극히 드뭅니다. 즉, 전립선염은 성병과는 아주 다른 질병이라는 것이죠. 전립선염 환자 중에서 많은 비중을 차지하는 만성 전립선염이나 만성 골반통 증후군의 경우 일반적인 세균 검사에서는 원인균이 검출되지 않는 경우가 대부분입니다.

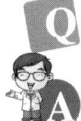

Q 전립선염 환자는 일주일에 1~2번씩 주기적으로 사정하는 것이 좋은가요?

A 예로부터 한방에서는 남성의 정액을 지극히 보배스러운 물질로 생각을 해 왔습니다. 정자(식물에 있어서 씨앗)에는 엄청난 에너지원이 있다고 봅니다. 특히 면역 기능이 저하된 만성 비세균성 전립선염 환자에게 있어 주기적인 정액의 배출은 좋지 않다고 봅니다. 특히 사정 후 피로감이나 몸의 불편함을 느끼는 분들의 경우는 인위적인 정액의 배출을 자제하시길 권합니다.